Inmunes

DR. ENRIQUE ESTEVE

Inmunes

CONOCE Y FORTALECE
TU SISTEMA DE DEFENSA

Grijalbo

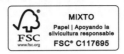
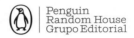

Primera edición: febrero de 2024

© 2024, Enrique Esteve
© 2024, Penguin Random House Grupo Editorial, S.A.U.
Travessera de Gràcia, 47-49. 08021 Barcelona
© iStock y Shutterstock, por las ilustraciones

Printed in Spain – Impreso en España

ISBN: 978-84-253-6507-2
Depósito legal: B-20.208-2023

Compuesto en Fotocomposición gama, sl
Impreso en Artes Gráficas Huertas, S.A.
Fuenlabrada (Madrid)

GR 65072

Índice

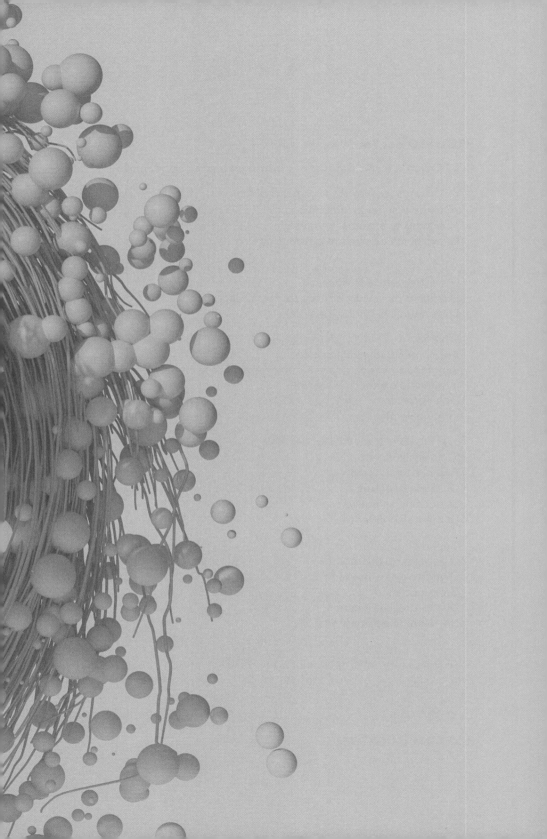

Prólogo

Querido lector:

Mientras sostienes este libro, observas su portada y te preparas para sumergirte en sus páginas, tu sistema inmune trabaja incansablemente, vigilante y atento ante cualquier peligro. Si detecta alguna amenaza, actuará con precisión, buscará un equilibrio y una respuesta adecuados. Sin embargo, incluso con la mejor de las intenciones, si el sistema inmune reacciona de forma desmedida, podrías tener un problema.

Sé que el concepto de sistema inmune te suena, es casi imposible que a estas alturas no lo hayas escuchado. En el año 2020, fuimos testigos de cómo un virus desafiaba nuestra cotidianidad y nuestra vida. Las informaciones sobre la importancia del sistema inmune inundaron los medios de comunicación y se convirtió en un tema central de discusión. Mientras veíamos estas noticias y pedíamos al universo que acabara con esa pesadilla e intentábamos colaborar de algún modo, Enrique Esteve se mantuvo en primera línea de batalla en el hospital, entregándose a jornadas ininterrumpidas con la noble misión de salvar tantas vidas como fuera posible. Soy consciente de que aún le duelen algunas de las despedidas que presenció y que algunas caras todavía pesan en su corazón. Por eso quiero expresarle a través de estas líneas lo siguiente: Enrique, tu labor fue admirable, lo hiciste muy bien y nos sentimos muy orgullosos de ti.

La inmunología es fascinante, pero muy compleja. Es una de las asignaturas más difíciles que estudiamos en la universidad. Uno de los grandes valores de este libro es su accesibilidad, ya que Enrique Esteve profundiza en conceptos muy complejos, que a algunos nos han costado meses y meses de estudio, de una forma muy cercana. Estoy segura de que después de haber terminado de leerlo, la palabra «linfocito» te resultará tan conocida como «hueso» o «cartílago». En cada capítulo encontrarás un apartado «para recordar» (imagino que lleno de pósits), también tienes un apartado «para saber más» con bibliografía de vanguardia e incluso «preguntas para nota». Esta última sección es para los más exigentes, te aviso, quizá te suba un poco el cortisol.

¿Alguna vez has llegado a conocer a alguien solo por los buenos comentarios que has escuchado sobre esa persona? Porque esta fue mi presentación del doctor Enrique Esteve, ni más ni menos. Profesionales de la salud a quienes profeso una gran admiración, respeto y amistad empezaron a hablarme de un médico especialista en reproducción y enfermedades autoinmunes, que acaso fuera la pieza clave que les faltaba a algunas de mis pacientes. Sobre todo, para las que no acababan de encontrar un médico y un espacio donde tratar sus problemas de subfertilidad y sus enfermedades autoinmunes.

Entonces yo, que soy una persona con grandes herramientas para esta aventura de la vida (nótese la ironía), le agregué en Instagram y empezamos a seguirnos. Al principio, como no conocía personalmente a Enrique, miraba sus publicaciones con cara de circunstancias y pensaba: «¿De dónde saca el tiempo? ¿Respeta él sus propios ritmos circadianos? ¿Descansa las horas reglamentarias?». Y entre *likes* y *reposts*, nos fuimos conociendo y quedando para optimizar el manejo de pacientes con problemas complejos de fertilidad o autoinmunidad y enfermedades inflamatorias.

En muchísimas ocasiones he remitido a mis pacientes al Dr. Enrique Esteve para una evaluación más profunda desde el punto de vista inmunológico, y Enrique me ha devuelto a estos pacientes con respuestas y con hojas de ruta muy claras para lograr su objetivo.

En este libro, que espero que sea la clave que necesitas para entender el sistema inmune, encontrarás también anécdotas hospitalarias de un doctor que no solo es muy buen médico, sino también una muy buena persona. Y estamos ya en un punto de la vida en que todos sabemos que para ser buen médico primero hay que ser buena persona.

Es un honor haber escrito este prólogo. Enrique no es únicamente un gran médico con el que comparto pacientes, también es mi médico y a quien le he confiado mi salud. Y ahora, ahí va un cumplido que espero que después de leer este libro todos entendáis: ¡es un linfocito T regulador!

Es mi deseo, de todo corazón, que, como lector, encuentres en estas páginas las explicaciones que necesitas sobre el sistema inmunológico y que sean una brújula para tu salud. Seguro que se convertirá en tu libro de cabecera para conocer el fascinante sistema inmune. Espero que gracias a él puedas mejorar y entender tu salud, es lo más importante que tenemos.

MARÍA REAL CAPELL

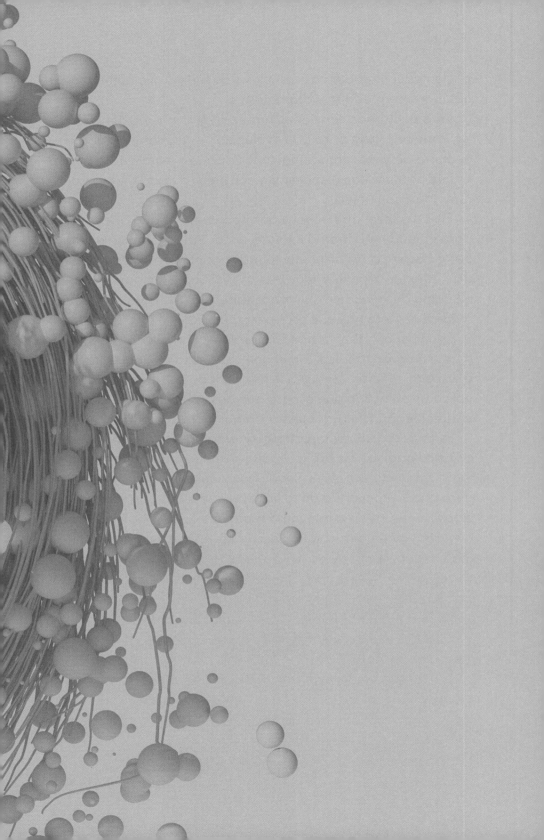

Introducción. Tu sistema inmune te está esperando

Año 2020. Una pandemia sin precedentes pone en jaque a la especie humana. Un enemigo invisible se cuela en nuestra realidad obligándonos a cambiar nuestro modo de vida, nuestras prioridades y... nuestro conocimiento sobre el sistema inmunológico.

Hasta la pandemia de la COVID-19, vivíamos en una *belle indifférence* sobre lo que acontecía en nuestro interior. ¿Sistema inmunológico? ¿Qué es eso? Los más avezados sabían que teníamos defensas para, valga la redundancia, defendernos. Quizá, si eres de la generación que vio *Érase una vez el cuerpo humano*, puedas llegar a ponerles cara. Leucocitos policías, células plasmáticas a modo de naves espaciales, anticuerpos mosquito y *natural killer* basureras. Una genialidad, dicho sea de paso.

Avanza la pandemia, y de pronto todo el mundo habla del sistema inmune. «¡¿Cómo puede ser que no cuides tus defensas?!», opina la vecina, el dueño del estanco y, por supuesto, tu madre. ¿Mis defensas? ¿Dónde están? ¿Cómo sé cómo están? ¿Estáis ahí? Preguntas recurrentes resuenan en tu interior, periódicamente, sufres pequeñas crisis de introspección y autoconocimiento. Pero nada, nadie responde.

Los meses siguientes nos vemos forzados a entender cómo se desarrolla una vacuna y su mecanismo de acción. Qué tipo de inmunidad nos va a proteger más tiempo o cuál dará una respuesta más precoz. Llegaremos a saber diferenciar entre los anticuerpos de fase aguda y de memoria, así como los subtipos celulares que participan en ello. Aplicaremos algoritmos de seguimiento de títulos de anticuerpos. Hablaremos de mutaciones en proteínas estructurales de un virus y qué anticuerpos pueden llegar a reconocerlas. Nos hemos convertido, sin saberlo, en expertos en inmunología básica y clínica.

De repente, ya sea por gratitud o por convencimiento, decides indagar sobre el sistema inmunológico. Nuestra historia más reciente nos ha recordado que existen héroes anónimos en nuestro interior velando por nuestras vidas. Has escuchado que estas células están coordinadas, que son dinámicas y, en ocasiones, frágiles. Has leído que los últimos avances en el tratamiento del cáncer implican el uso de «inmunoterapia». Las grandes marcas y corporaciones te han enseñado los beneficios de la dieta, el ejercicio físico, el buen descanso nocturno o el uso de complementos alimenticios para cuidar el sistema inmune. Y paralelamente, profesionales sanitarios o terapeutas te hablan de cómo un sistema inmunológico robusto y bien cuidado te protege de desarrollar cáncer, padecer enfermedades crónicas como la infertilidad o la demencia, o envejecer de forma prematura. Y más difícil todavía, aparecen en escena conceptos como «inflamación» o enfermedades autoinmunes para poner la guinda al pastel a nuestro interés por la inmunología. La salud ha adelantado por la derecha a cualquier otra preocupación.

En este libro, buscaré dar respuesta a todas las dudas que hayan surgido en este proceso de aprendizaje autodidacta que has tenido que hacer a la fuerza. Si en algún momento utilizo terminología muy técnica, dispones de un glosario detallado al final del manuscrito al que recurrir. Pero ¡no te preocupes! Sabes mucho más de lo que piensas, solo tienes que hacer encajar las piezas. Vamos a descubrir los secretos mejor guardados de nuestro sistema inmune, siempre bajo el paraguas del rigor y la vanguardia científica.

El paradigma de salud está cambiando. La medicina paternalista y complaciente da paso al empoderamiento y autocrítica. Y qué mejor que acercarnos a la ciencia sin miedos o complejos. Tu sistema inmune está esperándote, paciente, deseoso de que os volváis a conocer y ayudar. He aquí la guía para hacerlo.

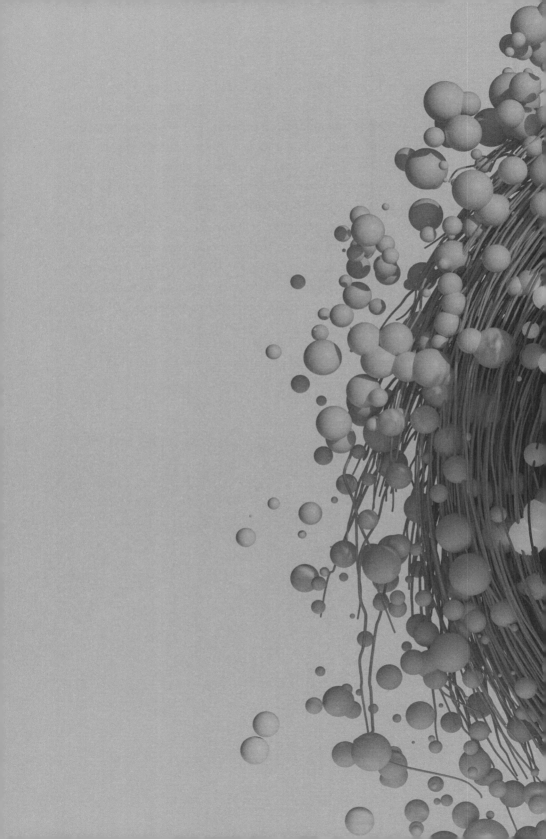

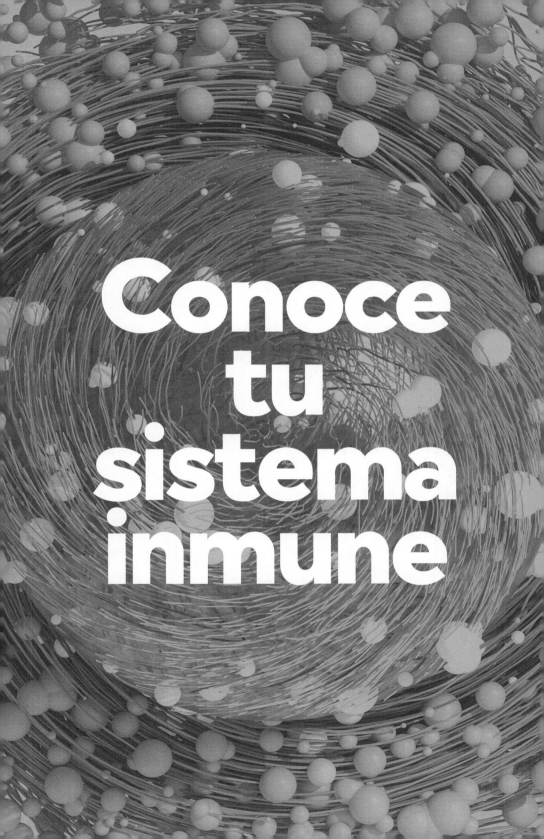

Conoce tu sistema inmune

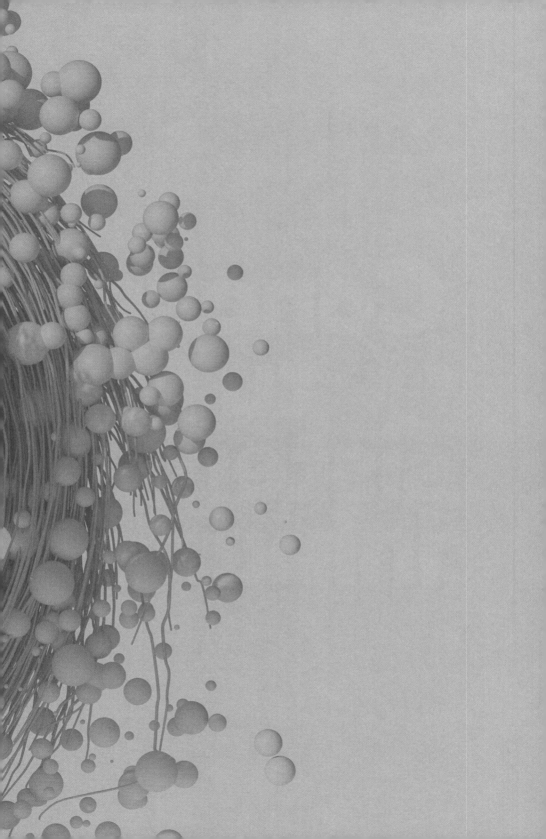

¿Qué es el sistema inmunológico?

En medicina, se usa la acepción «sistema» para hablar de un número de procesos coordinados y jerarquizados en los que los diferentes niveles de organización garantizan un funcionamiento preciso y eficaz. Y es que, si no lo sabías ya, comparto contigo una confidencia: no existe máquina más perfecta que el cuerpo humano. Los modelos informáticos, los superprocesadores o la tan manida inteligencia artificial jamás serán capaces de aglutinar un dinamismo tan inverosímil como el que nos ha traído hasta aquí.

Millones de años de evolución han permitido que las células del sistema inmune hayan aprendido a adaptarse a todo tipo de retos. Bajo mi punto de vista, constituyen un sistema de colaboración magnífica dentro de todos los procesos que acontecen en nuestro interior. Así, unas células se fueron diferenciando a modo de empalizada para dar lugar a la piel y otras incorporaron minerales como el calcio y el fosfato para generar huesos gigantescos (desde su perspectiva, claro). Y algunas células han formado órganos automatizados como el corazón o maravillosas tormentas eléctricas de ilusionismo y memoria, como lo acontecido en el cerebro. Pues bien, nuestros protagonistas no se conforman con ser parte de los diferentes órganos del cuerpo (las podemos encontrar en los huesos, el pulmón, el hígado, el sistema nervioso, las mucosas... ¡en cualquier sitio!), sino que se mueven de aquí para allá aprendiendo constantemente de cada nueva amenaza y protegiendo todos los territorios por los que circulan.

Las células del sistema inmunológico son capaces de neutralizar cualquier agresión a la que nos enfrentemos. Analizan, consideran escenarios, plantean estrategias. Se trata de una organización altamente sofisticada, formada por miembros de diferentes rangos, que irán hacia el peligro sin dudarlo un segundo. Crecerán con nosotros, desde el paso transplacentario de anticuerpos maternos hasta las células senescentes del final de la vida. Nos habrán visto nacer, vacunarnos, infectarnos de mil patógenos en nuestra infancia, nos habrán ayudado a luchar contra el cáncer y salir airosos de enfermedades varias. Ellas también habrán crecido y madurado. Sufrirán un control estricto en las primeras etapas de nuestra vida para evitar que tanta exposición a gérmenes genere células inmunológicas defectuosas o reactivas contra nuestras propias estructuras. Irán almacenando nuestro propio *Big Data* y acumularán un conocimiento infinito de nuestro entorno. Y he aquí una revelación poco conocida por simple que parezca: tu sistema inmune ha interaccionado en mayor o menor medida con todo lo que haya entrado en tu cuerpo. Lo habrá detectado como ajeno o propio y lo habrá analizado y procesado (literalmente) para darte respuestas ante decisiones inconscientes que aparecerán en tu día a día. ¿Bebo de ese arroyo? ¿Estoy cómoda en esta postura? ¿Me siento sano? Seguro que no imaginabas que son las células del sistema inmune las que, o bien a través de la inflamación y el dolor, o bien mediante complejas interacciones inmuno-endocrinas, nos orientan y guían a la hora de relacionarnos con lo que nos rodea y con nuestra mente. ¿Pensabas que toda la responsabilidad era del cerebro? No somos solo un cerebro todopoderoso, dado que también funcionamos como una colmena, una colmena de células controladas y protegidas por el sistema inmunológico, además de, dicho sea de paso, las bacterias que viven con nosotros.

Para empezar a explorar todos los beneficios de cuidar nuestro sistema inmunológico, antes deberíamos conocerlo un poco. Vamos a repasar algunos conceptos básicos, muy fáciles de entender, que nos servirán como guía en nuestro camino. En realidad, conoces mucho más del sistema inmune de lo que imaginas. Seguro que estás familiarizado con términos como «inmunidad», «defensas», «inflamación», «anticuerpos», «infección», «tóxicos»... Es sorprendente que ya puedas leer de forma crítica palabras como estas que escribo: «La inmunidad son los procesos llevados a cabo por el conjunto de nuestras defensas a través de la inflamación y, en algunos casos, la producción de anticuerpos que nos mantienen a salvo de agentes infecciosos o tóxicos». Es más, probablemente lo hayas leído con el ceño fruncido, sabes que es mucho más complejo que eso.

Cuando hablamos de inmunología, la ciencia que estudia el sistema inmune (del latín *immunitas*, esto es, aquellos que estaban exentos de pagar impuestos), hemos de acordarnos de Louis Pasteur, que a principios del siglo pasado asoció por primera vez la palabra «inmune» al hecho de poder estar protegido ante agentes infecciosos. A partir de ese hito conceptual, hemos ido conociendo los órganos, las células, las proteínas y las reacciones químicas que conforman nuestra inmunidad. A grandes rasgos, podemos dividir la inmunidad en innata y adquirida.

a. **Inmunidad innata**: Es un conjunto de estructuras celulares, células de defensa y proteínas de la inflamación que adquirimos en la etapa fetal, así como en la lactancia, y que posteriormente nos defenderán a lo largo de nuestra vida. Podríamos llamarla la inmunidad con la que «venimos de serie».

b. **Inmunidad adquirida**: Es un conjunto de células de defensa y anticuerpos que hemos ido adquiriendo y almacenando durante nuestra vida. La capacidad de almacenamiento es infinita, pero hay que ir dando pequeñas dosis de recuerdo cada cierto tiempo para no perder la protección frente a un agente infeccioso.

Pongamos un ejemplo que nos servirá para ir presentando a las protagonistas de nuestra historia. Una escena de niños y niñas jugando en un parque. Una madre lactante acaricia a su bebé mientras su otro hijo hace castillos de arena. La succión del pezón estimula la producción de prolactina y se va liberando leche a los conductos que confluyen hacia la boca hambrienta del lactante. En ese momento su hermanito acerca el rostro, quiere ver al bebé. La madre instintivamente lo retira, pero, al comprobar que no existe amenaza, le enseña la rubicunda cara de felicidad del pequeño. Luego, una dulce caricia de su hermano. En la arena, heces de animales, fibras plásticas, metales de unas pinturas que se usaron recientemente, huevos de parásitos, partículas de polen, gotas de moco que todavía no se han secado. Todo aterriza en la boca de la criatura, en la mejilla, en la conjuntiva ocular. Si ahora empiezas a sufrir por el querubín, descuida, no pasará nada, allí está nuestro sistema inmunológico. Vamos a conocerlo.

Inmunidad innata

En primer lugar, aparecerán unas barreras físicas o químicas capaces de eliminar la gran mayoría de los patógenos. Se trata ni más ni menos de la barrera epitelial (la piel), las barreras mucosas (en el ejemplo hablaríamos de la mucosa oral respiratoria y la conjuntiva ocular), los cilios de los conductos nasales, las pestañas en los ojos o el esmalte dentario. En la siguiente interfase aparece el moco, ¡sí, el tan manido moco de los mocosos! Aquí podemos decir que el sistema inmune encontró el santo grial, ese moco con el que estamos tan familiarizados gracias a nuestro espeleólogo frustrado o por ser el primer marcador visible de catarros, alergias o emociones límite. Sí, esa mucosidad abundante, ingente en muchas ocasiones, es un magma pegajoso formado por un 95 por ciento de agua y una solución de sales, grasas y proteínas. Lo asociamos a la mucosa nasal, pero lo pueden producir todas las mucosas de nuestro cuerpo (senos paranasales, el ocular, el oído medio, la tráquea, los bronquios, el tubo digestivo, los órganos sexuales o la vejiga).

Volviendo a nuestro bebé expuesto a tóxicos del ambiente y agentes infecciosos, vamos a acompañar ahora a las bacterias que se desprendían desde la mano del hermano hasta la boca del lactante. Estas bacterias, por poner un ejemplo la *staphylococcus aureus spp*, llegan a la mucosa oral y caen directamente dentro de una solución acuosa en apariencia inofensiva como es la saliva. Se desata entonces una tormenta química gracias a las defensinas, la lisozima A o las inmunoglobulinas A secretoras, todas ellas proteínas defensivas que bombardearán a los invasores hasta eliminarlos por completo. Las pocas bacterias que consiguen sobrevivir flotan a la deriva en un mar enfurecido cada vez más hostil. Los invasores se funden literalmente en una piscina ácida para ser deglutidos y, de paso, aprovechados para nuestra síntesis proteica. ¿Y ya está? Pues la gran mayoría de las veces es más que suficiente. Basta con un pestañeo enfermizo para alejar de los ojos todo lo que nos rodea, unos cilios (pequeños pelitos) sobrecalentados en las fosas nasales que lo atrapan todo y nuestro moco ácido y cargado de proteínas de defensa capaz de amedrentar a cualquiera.

Demos un giro dramático e imaginemos que nuestro querubín se ha hecho una pequeña heridita en el labio. Allí los tóxicos y agentes invasores han encontrado una puerta trasera por la que entrar en el torrente sanguíneo y dirigirse a cualquier parte de nuestro organismo. Ahora, todos pensamos que esto no va a acabar bien. Millones de bacterias han entrado en tropel infectando ese milímetro de mucosa labial. Se comen todo lo que encuentran, se dividen hasta el infinito, se extienden por toda la circulación. Pero nada, nuestro bebé sujeto de estudio está más contento que unas castañuelas riendo con las gracias de su hermano mayor. Esto se debe a que están entrando en acción las CÉLULAS INMUNOLÓGICAS, las protagonistas de este libro y nuestras principales aliadas en la vida. Imagina lo que más te evoque: unas legiones romanas coordinadas e impasibles, las hordas infinitas de Gengis Kan o los cinematográficos espartanos en las Termópilas. Cualquier sistema coordinado jerarquizado y capaz de luchar hasta la extenuación nos serviría. Aquí es cuando piensas: «¿Todo eso sucede en mi interior?». Sí, pero es mucho mejor todavía.

Es momento de parar y hacer un repaso a los integrantes de la inmunidad innata:

- **Mecanismos externos**: barreras físicas (piel, mucosas), barreras químicas (lisozimas, lactoperoxidasa, pH), barreras biológicas (microbiota autóctona).
- **Mecanismos internos**: factores solubles (sistema del complemento, citoquinas), leucocitos (polimorfonucleares, monocitos, macrófagos, células dendríticas y células *natural killer*).

Hemos dado una pincelada de los mecanismos externos de defensa. Luego nos hemos centrado en las células inmunológicas, pero hemos pasado por alto los factores solubles. Huelga decir que este libro no pretende ser un tratado de inmunología (¡respira!). Solo anotar que estos factores solubles son proteínas circulantes con capacidad de ciclar y perpetuar la inflamación, e incluso de dañar por sí solas los gérmenes invasores.

Volviendo a las células de defensa, vamos a disfrutar de una tropa de élite con el mejor armamento disponible, imperecedera, capaz de absolutamente todo. Encontraremos polimorfonucleares (células inmunológicas cargadas de gránulos), que se asemejan a sofisticados bombarderos, con un arsenal tan eficiente en destruir invasores como en señalizar su presencia para que puedan ser detectados por las demás células inmunitarias. Estas células son las llamadas «neutrófilos», «basófilos» o «eosinófilos», integradas en la respuesta inmediata, indiscriminada, capaces de eliminar pequeñas bacterias, partículas de polen o parásitos gigantescos.

Células granuladas	Lugar de acción	Vida media	Principales funciones	Mecanismos de acción
Neutrófilos	Sangre y tejidos	Horas a días	Destrucción de patógenos con su degranulación, pueden fagocitar bacterias	Fagocitosis, liberación de gránulos, formación de NET
Eosinófilos	Sangre y tejidos	Días a semanas	Respuesta alérgica y defensa contra parásitos	Liberación de proteínas inflamatorias
Basófilos	Sangre	Días a semanas	Respuesta alérgica y defensa contra parásitos	Liberación de proteínas inflamatorias
Mastocitos	Tejidos conectivos	Meses a años	Respuesta alérgica y defensa contra parásitos	Liberación de proteínas inflamatorias

Me encanta poder introducir aquí el concepto de NETOSIS. La netosis es el último infierno que tienen preparado nuestros neutrófilos (los bombarderos) cuando ven que están cerca de sucumbir al enemigo. Deciden hacer un suicidio colectivo en el que con todas sus estructuras internas generan una red (NET) que contiene al invasor y lo destruye. ¿Te lo imaginas?

Conforme vamos conociendo mejor nuestras células del sistema inmune, más improbable parece que puedan perecer en la batalla. No vamos errados, a cada segundo se libran pequeños conflictos bélicos por nuestra salud, en los cuales se busca ocupar un nicho o defenderlo. Podemos contar con los dedos de las manos las veces que hemos enfermado de gravedad en condiciones normales.

Dentro de las células cargadas con gránulos existen unas de una importancia capital, sobre todo en las reacciones alérgicas o de hipersensibilidad. Los mastocitos son las células que más gránulos poseen (de hecho, la degranulación es su mecanismo de ataque principal), que se utilizan en las respuestas de hipersensibilidad liberando histamina y aumentando sustancialmente la inflamación tanto a nivel local como sistémico.

Seguimos deconstruyendo la inmunidad innata. En este punto, en el cual tenemos todos los gránulos, a caballo entre esta inmunidad y la que vamos a ir adquiriendo durante nuestra vida, encontramos las células *natural killer*. Estos leucocitos deben su nombre a la reactividad *natural* que tienen contra células sospechosas tumorales, observada por primera vez en los años setenta. Podemos decir que esta célula no necesita a nadie más para reconocer y destruir. Así pues, nuestras asesinas de élite nos protegen de un tumor (tanto en sus inicios como cuando existe metástasis a distancia), pero también de bacterias, células infectadas por virus, etc.

Para terminar, queda presentar el sistema monocito-macrófago. Esta dualidad radica en que el monocito es un macrófago inmaduro que circula por la sangre periférica y literalmente evoluciona a macrófago cuando se topa con un foco inflamatorio o se le requiere en algún lugar. Es increíble pensar que a partir de las mismas formas inmaduras de células puedan crearse grandes macrófagos, capaces de traspasar tejidos e instalarse en un pulmón, en un hígado o en un útero, por ejemplo.

Los macrófagos tienen una habilidad muy característica, la de fagocitar células o fragmentos de ellas. Sí, pueden envolver bacterias y encerrarlas en su interior para ir digiriéndolas poco a poco. Cuando se hayan digerido y procesado, se presentarán fragmentos en su membrana, proceso que se conoce como «la presentación de antígenos». Gracias a ello nuestro sistema de inmunidad innato se pone en contacto con las células del sistema inmunológico adquirido. Dicho de otra manera, las células presentadoras de antígeno ejercen un control férreo sobre todo lo que hallan a su paso. Su rutina consiste en ir corroborando que cada célula con la que entran en contacto está sana y no está infectada o mutada. Del mismo modo se detectan microorganismos o tóxicos circulantes.

Otras *células presentadoras de antígeno* son las conocidas como células dendríticas, que mediante unos grandes tentáculos detectan tanto bacterias como células infectadas con virus. Estas bacterias o células serán atraídas a su interior e igualmente fagocitadas y destruidas. Imagina unas medusas gigantescas con grandes tentáculos con los que descubren a distancia cualquier amenaza. Estas células dendríticas serán grandes defensoras silenciosas, gracias a esa facilidad para llegar a cualquier recodo de nuestro organismo. ¿Habéis visto *La guerra de los mundos*? Pues iguales.

¿Recuerdas al bebé con el que habíamos empezado este capítulo? Ya lo habías olvidado, ¿eh? Es lo que suele suceder cuando conoces más detalles de cómo funciona nuestro sistema inmunológico, que tiendes a relajarte y dejarlo correr. ¿Cómo puede ser que a pesar de todo lo expuesto exista algún tipo de riesgo? Parece imposible tener una brecha en esta famosa inmunidad innata que nos acompaña desde el mismo momento del nacimiento. Pero la verdad es que requiere un segundo sistema bien engrasado con el que coordinarse.

Inmunidad adquirida

La inmunidad adquirida es aquella que vamos a ir aprendiendo a lo largo de la vida, capaz de recordar todas las estrategias para eliminar los agentes infecciosos o tóxicos más sofisticados. Es, por tanto, la forma de inmunidad que nos acompaña de manera más duradera durante toda nuestra vida. Será, además, una finalizadora de la respuesta inmune, coordinando su disolución y retirada en el momento preciso.

No nos olvidamos de nuestro ejemplo, aquel en el que se debía proteger a un bebé indefenso de la entrada masiva de gérmenes a través de su mucosa. Podemos decir que, más allá de la respuesta innata, en la sombra, existe un gran supervisor que acelera o frena cualquier respuesta inmune. Ese director de orquesta, silencioso pero eficaz, es el linfocito T. Imaginemos que la inmunidad innata ha dado el máximo, pero, con todo, han quedado gérmenes resistentes, toxinas complejas o incluso virus presentes en secreciones. Muchos de ellos han podido ser detectados por las células presentadoras de antígeno, pero nadie ha terminado de dar un salto de calidad a la respuesta inmunitaria. Pues bien, ahí entra en acción nuestro linfocito T helper («ayudante» en inglés), que dialoga con todas las células inmunológicas para analizar con calma qué agente invasor hay que neutralizar. Este linfo- cito puede tener acciones más acordes con incrementar la respuesta inmune, o todo lo contrario, regular su actividad buscando una memorización eficaz y sólida de cara a futuras exposiciones.

Nos encontraremos en el abismo de lo que se conoce como «memoria inmunológica»: nuestros linfocitos T han ido reco- nociendo los diferentes patógenos que les han presentado, han decidido destruir células infectadas, atacar directamente a bacterias o amplificar la respuesta inmunológica activando la llegada de muchas más células del sistema inmune. Incluso son capaces de echar el freno y regular a la baja esta res- puesta (gracias a los tan necesarios linfocitos T reguladores, capaces de neutralizar cualquier amenaza). Y esto sería cier- to si nos enfrentásemos a enemigos en igualdad de condicio- nes. Pero no, en ningún caso vamos a encontrarnos en una situación ventajosa en la que acorralemos a nuestros enemi- gos invasores. Más bien todo lo contrario, algo así como Leó- nidas y sus trescientos espartanos en las Termópilas... Me atrevería a decir que la proporción se aproxima a un glóbulo blanco por cada cien mil bacterias y por cada millón de co- pias de virus. ¿Y cómo hemos solucionado esta desventaja numérica tan flagrante? Gracias a la creación, la modelación y la promoción del gran éxito evolutivo del sistema inmunoló- gico: el anticuerpo.

Los anticuerpos, también conocidos como «inmunoglobuli- nas», son proteínas de defensa que se producirán a través de los linfocitos B. Estos linfocitos B presentan una serie de recep- tores en la membrana que al unirse a un antígeno (proteína bacteriana, vírica o toxina) se activarán y luego se transfor- marán y dividirán en una gran célula inmunológica carga- da de millones de anticuerpos, la célula plasmática. Gracias a esta diferenciación somos capaces de contrarrestar la desventaja numérica que mencionamos anteriormente. Esta unión antígeno-anticuerpo viene dada por cómo la célula inmune moldeará, a modo de aprendiz de Prometeo, sus anticuerpos para acoplarlos con el invasor.

Existen cinco clases principales de anticuerpos: IgM, IgG, IgA, IgE e IgD. Cada uno tiene características especiales, si bien es fundamental entender su acción como algo coordinado y jerarquizado, con sus tiempos y cadencias. En primer lugar, aparecerá la inmunoglobulina M (IgM), que activa el sistema del complemento, con lo que se cicla la respuesta inmunológica. Esta IgM puede permanecer activa durante mucho tiempo (meses), pero normalmente en dos o tres semanas deja de ser preponderante. Su lugar lo ocupa la inmunoglobulina G (IgG). Esta IgG es la conocida como «anticuerpo de memoria» y permanece meses o incluso años activa. Tiene otra gran virtud, la de atravesar la placenta y en muchos casos inmunizar al bebé antes del nacimiento de muchas infecciones. El resto de las inmunoglobulinas tienen funciones especiales: la inmunoglobulina A (IgA) se encargará de proteger nuestras mucosas, la inmunoglobulina E (IgE) será la que se encuentre involucrada en la respuesta alérgica mientras que la inmunoglobulina D (IgD), que se da en una proporción mucho menor, cumple una función específica, ayuda a los linfocitos B a unirse a antígenos circulantes para poder activarse y transformarse en una célula plasmática productora de anticuerpos.

Volviendo a las células que conformarán el sistema de inmunidad adquirida, existe una gran diferenciación: el linfocito T (coordinador y efector del sistema inmune) y el linfocito B (productor de anticuerpos y responsable principal de la memoria inmunológica).

Entrando un poco más en detalle, y casi obligado a meterte en nomenclatura científica, veremos cómo los linfocitos T se van a diferenciar en linfocitos T helper (que, como su nombre indica, son aquellos que ayudarán al resto de las células inmunológicas), linfocitos T citotóxicos (encargados de ejecutar a células infectadas o estructuras donde se sospeche de infección) y los linfocitos T reguladores (esenciales en el control y la desconexión del foco inflamatorio).

Por otro lado, existirá un linfocito totalmente diferente al resto, un agente especial, el linfocito B. Este linfocito circula de forma *inmadura* por la sangre periférica o por los tejidos, a la espera de ser activado por cualquier célula capaz de presentar antígeno, por otros linfocitos o por la interacción directa contra antígenos circulantes. De esta conexión surgirá una gran célula, última arma de nuestro sistema inmune, la célula plasmática. Las células plasmáticas son grandes transatlánticos en comparación con el resto de los linfocitos, ya que conforme transitan se van haciendo cada vez más grandes, cargadas de anticuerpos dispuestos a salir a neutralizar cualquier amenaza.

Así pues, ya hemos presentado la superestructura que forma el sistema inmune, con todos sus componentes, y su principal función: defendernos de forma rápida y eficiente. Esta capacidad va a venir determinada por su salud, su dinamismo y su capacidad de establecer memoria inmunológica. Este último concepto lo hemos escuchado y leído con cierta asiduidad, pero creo que merece la pena que nos detengamos a explicar su importancia.

Antes del nacimiento, nuestro sistema inmune crece y madura con nosotros. Se organiza y busca la mejor manera de protegernos. Después, sin siquiera sospecharlo, cuando todavía somos lactantes, ya tenemos todo un códice de anticuerpos al que recurrir ante futuras infecciones. Imagina una gran biblioteca que heredamos de nuestras madres, congéneres y de las vacunas. Por tanto, ya sea a través de la difusión pasiva por la placenta o la leche materna, o tras la exposición a vacunas o infecciones típicas de la infancia, vamos a almacenar toda la información necesaria de cara al futuro.

Pensemos, además, que la reexposición o la reactivación de algunos agentes infecciosos inicialmente nos pone en riesgo ante la necesidad de responder de forma eficiente, pero al mismo tiempo entrena esa capacidad de respuesta. Sobre esto, me permito la licencia de hacer una reflexión acerca de cómo un ambiente tan sumamente aséptico (libre de microorganismos) puede habernos dejado un poco desentrenado y *aturdido* al sistema inmune. Aunque quizá esto sea el título de otro libro.

SISTEMA INMUNE

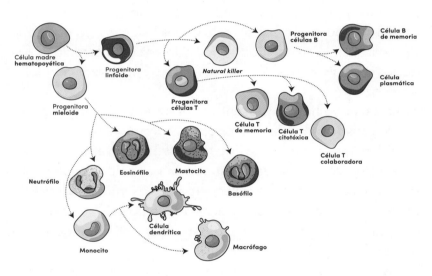

En esta imagen podemos ver cómo la inmunidad innata (progenitora linfoide) y la inmunidad adquirida (progenitora mieloide) maduran desde progenitoras distintas hasta diferenciarse en las células efectoras de cada uno de los sistemas de inmunidad innato y adquirido. Excepción hecha para la célula *natural killer*, más propia de la inmunidad innata (Cells Immune System List Immune Cells Stock Vector (Royalty Free) 1925336657 | Shutterstock).

Ya tenemos perfilado nuestro gran mapa inmunitario, necesario para avanzar sin trastabillar por este libro. Podemos hablar abiertamente de que la inmunidad innata gana cada vez más interés por el hecho de que en la actualidad el foco se dirige sobre la inflamación, mientras la inmunidad adquirida sigue aguardando en la sombra, silenciosa, su oportunidad para terminar deslumbrando.

PARA RECORDAR

- La inmunidad innata es aquella con la que nacemos, con capacidad de respuesta inmediata e indiscriminada.
- La inmunidad innata la forman las barreras cutáneas, las mucosas, las barreras químicas, los factores solubles, los polimorfonucleares, las células *natural killer* y las células presentadoras de antígeno.
- La inmunidad adquirida es aquella que vamos incorporando durante nuestra vida, ya sea a través de las vacunas o al exponernos a agentes infecciosos.
- La inmunidad adquirida la forman los linfocitos T y B, así como los anticuerpos producidos por las células plasmáticas (linfocito B productor de anticuerpos).
- La respuesta inmunológica es el resultado de la interacción entre la inmunidad innata y la adquirida, que siempre buscan la manera más eficiente y equilibrada de responder ante un agresor externo.

LA PREGUNTA PARA NOTA → *¿Cuánto viven las células del sistema inmune?*

Una célula es la unidad básica de vida, capaz de formar el sustento para que se desarrollen organismos complejos y seres vivos. El cuerpo humano es una superestructura formada por estas células, la durabilidad de las cuales va a estar determinada por la función que deban cumplir. Así pues, las células de la epidermis (la capa superficial de la piel) se van a renovar constantemente, mientras que hay neuronas que nos pueden acompañar toda la vida. Pues bien, las células del sistema inmune tienen un recambio bastante importante, en gran parte debido a su función. Pensemos que van a ser las primeras en ir al frente cuando se avecinen problemas. Son capaces de activar un suicidio celular colectivo para neutralizar una amenaza, a modo de harakiri celular. Por ello, en primer lugar encontraremos a los neutrófilos, cuya función será comer y destruir todo tipo de microorganismos, y que vivirán apenas unas horas. Tras ellos, las células *natural killer* y los monocitos vivirán unos pocos días, dado que su transitar consiste en una voraz supervisión de todo el organismo hasta encontrar un foco inflamatorio sobre el que actuar. A partir de aquí, se produce una diferenciación o evolución hacia células más específicas, muchas de las cuales almacenan memoria inmunológica o desempeñan funciones especiales. Los siguientes en la escala de tiempo serían los macrófagos (resultado de la diferenciación de los monocitos circulantes), que probablemente vivirán unas semanas o un par de meses. Entre las células presentadoras de antígeno, las células dendríticas también compartirán un destino similar al macrófago, ya que sobreviven varias semanas, aunque como células residentes de tejidos (digamos que tendrán una existencia más pausada). Por último, los grandes especialistas de nuestro sistema inmune, los linfocitos, nos acompañarán varios años, gracias a lo cual podremos ejecutar la previamente mencionada memoria inmunológica.

LA ANÉCDOTA → Aprovecho esta primera anécdota para ponerte en contexto de cómo nació mi pasión por la inmunología. Viene nada más y nada menos de una serie de televisión de los años ochenta titulada *Érase una vez la vida*. La serie fue creada por el estudio francés Procidis y en Francia se emitió por primera vez en 1987. Llegó a España en 1990. Pasé mi niñez viendo capítulos grabados y regrabados, casi aprendiéndome de memoria cada uno de ellos. Pues bien, la serie es una oda al rigor y buen gusto a la hora de explicar el funcionamiento del cuerpo humano, haciendo un gran hincapié en el sistema inmunológico. De hecho, os confieso con cierta nostalgia que en un examen de bachillerato en el que me quedé en blanco, precisamente mi pasión por esta serie fue la que me dio el conocimiento suficiente para responder correctamente todas las preguntas sobre inmunología.

PARA SABER MÁS:

- Parkin, J., B. Cohen, «An overview of the immune system», *Lancet*, 2001, n.º 357(9270), pp. 1777-1789. doi:10.1016/S0140-6736(00)04904-7
- Sattler, S., «The Role of the Immune System Beyond the Fight Against Infection», *Advances in Experimental Medicine and Biology,* 2017, n.º 1003, pp. 3-14. doi:10.1007/978-3-319-57613-8_1
- Malech, H. L., F. R. DeLeo, M. T. Quinn, «The Role of Neutrophils in the Immune System: An Overview», *Methods in Molecular Biology,* 2020, n.º 2087, pp. 3-10. doi:10.1007/978-1-0716-0154-9_1
- Shilts, J., Y. Severin, F. Galaway et al., «A physical wiring diagram for the human immune system», *Nature,* 2022, n.º 608(7922), pp. 397-404. doi:10.1038/s41586-022-05028-x
- Stögerer, T., S. Stäger, «Innate Immune Sensing by Cells of the Adaptive Immune System», *Frontiers in Immunology,* 2020, n.º 11, p. 1081. Publicado 29 de mayo de 2020. doi:10.3389/fimmu.2020.01081

¿Conoces tu sistema inmune?

Estaremos de acuerdo en que la sociedad del bienestar que hemos visto formarse ha priorizado una serie de objetivos (el éxito profesional, material y social) antes de considerar el autoconocimiento en salud como un aspecto relevante. Es más, cuando hablamos de salud siempre han existido temas preponderantes: la salud osteomuscular, la estética, la cardiovascular y el metabolismo han ocupado portadas de revistas y eslóganes con cierta asiduidad. Pero ¿dónde queda el sistema inmunológico? ¿Por qué nunca nos hemos ocupado de entender y cuidar nuestras defensas?

En primer lugar, el hecho de que se trate de una compleja pero eficiente organización hace que prefiramos pensar que existe un ente invisible que vela por nosotros antes que entender sus oscilaciones, fortalezas y debilidades. Gracias a su versatilidad y capacidad de respuesta, le hemos atribuido propiedades casi mágicas.

Pongamos algunos ejemplos de la preponderancia de ciertos sistemas. A nivel osteomuscular, podemos observar el límite de nuestros huesos, músculos y articulaciones con las agujetas, los tirones musculares o el dolor articular. Conocemos, por tanto, qué posturas o ejercicios somos capaces de realizar. Y llegado al punto de máximo esfuerzo, un ejército de fisioterapeutas, profesionales del deporte, entrenadores personales, masajistas y recuperadores musculares nos llevará a la tierra prometida del hombre de Vitruvio.

Otro claro ejemplo es la salud metabólica y cardiovascular. Con relativa facilidad entenderemos qué significa riesgo de infarto si somos fumadores o tenemos la tensión arterial elevada. También hemos aprendido los problemas inherentes al sobrepeso e, incluso, los cambios que se producen en nuestro cuerpo con un metabolismo lento.

En cambio, no sucede nada ni remotamente cercano con nuestro conocimiento sobre el sistema inmunológico. De hecho, en la práctica clínica habitual, es muy frecuente encontrarse con una sobreestimación de parámetros analíticos arbitrarios, sin querer entender qué puede estar cocinándose poco a poco en nuestra inmunidad. Con cierta frecuencia, tanto médicos como pacientes, nos escudaremos y parapetaremos en un repaso enfermizo de asteriscos, valores en negrita o cursiva, en interminables analíticas. Recuerdo con cierta nostalgia a una paciente con déficit de inmunoglobulinas (conocido como «inmunodeficiencia», estado en el que tenemos baja capacidad para producir anticuerpos) que presentaba infecciones de repetición. «Doctor, ¿cómo ha salido el tiroides?». «Bien, aunque me preocupan esos cuadros de bronquitis mal resueltos». «Claro, doctor, pero ¿en qué número está la tiroides? ¡Ah! ¿Y el colesterol?». Al final decidí no mirar por rutina su tiroides ni su colesterol... ¡siempre estaban bien!

¿Y si te dijera que puedes entender y monitorizar tu respuesta inmunológica? Que no es necesario mirar con incredulidad largas listas de parámetros analíticos, siglas incomprensibles o estudios de dudosa fiabilidad. ¿Y si con solo tres pequeños conceptos pudiésemos comprender la dirección de nuestra inmunidad?

Suele ser habitual que, cuando nos enfrentamos a una analítica *de estudio*, esperemos con expectación que arroje una verdad fundamental sobre nuestro estado de salud. Es en este punto donde recupero una máxima de uno de mis mentores más queridos, cuando pontificaba que «no tratamos analíticas, entendemos pacientes» (y otra frase suya me viene a la mente: «No podemos poner un vendaje en el alma»). Por tanto, podemos decir que una suerte de confluencia entre responsabilidad, expectativas del paciente y aproximación diagnóstica es lo que caracteriza la relación médico-paciente. Bajo esta premisa vamos a construir nuestra ruta para descubrir cómo realmente podemos evaluar nuestra inmunidad.

Te pongo un nuevo ejemplo. Hace un tiempo ingresó en mi servicio un paciente joven con parámetros de inflamación muscular muy elevados. Al parecer, había estado realizando una actividad física extenuante que, junto con la falta de hidratación, había destruido más células musculares de la cuenta, provocando en el paciente un dolor generalizado extremo, el motivo de su consulta. Cuando este paciente ingresó, con buen criterio se estableció una orientación diagnóstica acorde a lo que había sucedido (en este caso, rabdomiólisis) y se le dejó con hidratación intensiva y control analítico. Hasta aquí, todo parecía cuadrar, y he de reconocer que pensé: «Vaya, un ingreso sencillo». La historia encajaba, no había ingresos previos ni antecedentes familiares de riesgo, tampoco consumo de tóxicos u otro cuadro infeccioso/inflamatorio que pudiera justificar la inflamación muscular generalizada. Con las medidas convencionales, el paciente empeoró, no obstante, y entonces se determinaron parámetros de autoinmunidad que fueron compatibles con una miositis autoinmune (inflamación del músculo debido a autoanticuerpos). Se le administró un tratamiento para controlar las defensas y se presentó una complicación que terminó desembocando en un TAC abdominal urgente, donde se vio que nuestro paciente tenía un linfoma intestinal (un tipo raro de cáncer que consiste en el aumento desmesurado de glóbulos blancos con crecimiento en ganglios u órganos con presencia de células inmunológicas). Así pues, el cuadro de anticuerpos contra células musculares se trataba de un fenómeno paraneoplásico (fenómenos inmunológicos secundarios en presencia de un cáncer activo). Completando el estudio se pudo observar que el paciente sufría una celiaquía no diagnosticada, probablemente la causante de todo lo que aconteció. Se le retiró el gluten de la dieta y se le puso tratamiento dirigido para el linfoma, con una recuperación *ad integrum* posterior. Y si buscabas en sus anteriores analíticas podías ver una muy leve tendencia a la anemia (disminución de glóbulos rojos), linfopenia (disminución de linfocitos) y trombocitosis (elevación de las plaquetas). Esa pequeña alteración casi imperceptible en el hemograma ya hablaba de cómo su inmunidad estaba claudicando (inmunosupresión relativa) ante una inflamación crónica, silente, como la que en este caso causaba la celiaquía (inflamación causada a nivel intestinal por la presencia de anticuerpos contra proteínas del trigo). Ya en aquel momento podríamos haber hablado de inflamación crónica o de inmunodeficiencia (falta o ausencia de células o proteínas de defensa), dado que los linfocitos totales estaban disminuidos.

Así pues, es importante recordar que la inflamación crónica se traduce en una enfermedad no controlada, y en ocasiones no diagnosticada. Por ende, una de las premisas para monitorizar la actividad del sistema inmune es buscar de forma selectiva signos clínicos o parámetros analíticos que traduzcan inflamación. Esta inflamación no será llamativa ni peligrosa si nuestro sistema inmune tiene su función disminuida (inmunosupresión) o regulada (inmunomodulación).

Ahí reside todo el aprendizaje con el que puedes enfocar y estudiar el sistema inmunológico:

1. Monitorizar la actividad inflamatoria.
2. Conocer el grado de inmunosupresión.
3. Promocionar la presencia de fenómenos inmunomoduladores.

¿Y eso cómo podemos saberlo?

El estudio de los marcadores inflamatorios está muy extendido, todos ellos para explorar el fin último de una enfermedad que ha puesto a trabajar a nuestra inmunidad, ya sea infecciosa, autoinmune, neoplásica, etc. Es por ello por lo que en las analíticas podemos ver cómo una elevación de los leucocitos (los glóbulos blancos) puede traducirse en una inflamación aguda, pero suele ir acompañada de otros *reactantes de fase aguda*, que básicamente traducen proteínas de la inflamación o fenómenos que se dan secundariamente a ella. En presencia de inflamación observaremos una elevación de VSG, LDH, ferritina, PCR, TNF alfa, inmunoglobulinas.

Vamos a dejarlo en detalle a modo de guía de referencia:

- **PCR (proteína C reactiva):** producida por el hígado, marcador de inflamación sistémica. Valores normales entre 0-5 mg/L. Puede elevarse en cualquier situación que implique al sistema inmune.
- **VSG (velocidad de sedimentación globular):** medida indirecta de inflamación. Más frecuente en enfermedades autoinmunes. Habla de turbulencia de la sangre, viscosidad. Valores normales (VN) < 20-30 mm/h.
- **Ferritina:** indica el grado de activación de las células presentadoras de antígenos (como pueden ser los macrófagos). Estas células secuestran el hierro circulante en presencia de inflamación. Es un marcador muy fiable para categorizar la inflamación crónica. VN: Hombres: 12 a 300 nanogramos por mililitro (ng/mL) Mujeres: 12 a 150 ng/mL. Elevada en cualquier infección, enfermedades autoin-

munes o procesos tumorales. Siendo muy estrictos, su sola elevación puede hacer sospechar una hemocromatosis (sobre todo si hay antecedentes de problemas hepáticos personales o familiares), enfermedad en la cual se depositan grandes cantidades de ferritina a nivel hepático.

- **Procalcitonina:** propéptido aparecido en liberación de endotoxinas bacterianas. Típico de infecciones graves. VN: 0,5 ng/ml.
- **TNF alfa (factor de necrosis tumoral):** proteína típica de reacciones granulotamosas. El granuloma es una coraza que fabrica el sistema inmune alrededor de algo: agentes infecciosos, agentes tóxicos, bioimplantes, etc. Secretada en inflamaciones crónicas para presentar antígeno. Elevada sobre todo en artritis reumatoides, enfermedades inflamatorias intestinales y sarcoidosis. VN: 1-10 pg/mL (picogramos por mililitro).
- **Interleuquina 6 (IL6):** secretada por células proinflamatorias en respuesta a la interleuquina 1 y el TNF. Fue muy utilizada en la primera ola de la COVID-19, dado que nos daba una visión muy precoz del nivel de inflamación aguda que tenía un paciente. VN < 40 pg/ml.
- **Interleuquina 2 (IL2):** activa la proliferación de linfocitos B perpetuando procesos crónicos. VN: (< 10 UI/mL, unidad internacional por mililitro). Típica en fenómenos inmunológicos secundarios a infecciones crónicas o enfermedades autoinmunes.
- **IgA:** la inmunoglobulina A. Típica de inflamaciones de mucosas, por ejemplo, en otitis, bronquitis, endometritis. VN: < 350 mg/dL.
- **Sistema del complemento:** proteínas esenciales en la cascada de inflamación. Son proteínas que hemos numerado en función del orden en el que van a ir degradándose ante cualquier foco inflamatorio. Imagina una cascada de fuegos artificiales que explotan en cadena, pues eso es

el sistema del complemento. Suelen medirse los niveles de la fracción C3, que, al consumirse por la inflamación, saldrían disminuidos. VN: 90 mg/dL.

Una guía de referencia ha de servirnos de apoyo para poder interpretar mejor nuestros análisis, no obstante, siempre habrá que consultar con nuestro médico de referencia.

De todas maneras, si queremos detectar la inflamación crónica la podemos ver de forma mucho más sencilla con sus presentaciones clínicas. Así pues, ¿cuándo sospechar de inflamación? En este punto me gustaría destacar que cada persona tendrá una presentación clínica diferente, ya que la inflamación como tal va a verse influida por, entre otros factores, el estado de hidratación, la fatiga muscular, el nivel del metabolismo o el estrés físico o emocional al que esté sometido el paciente. Además, cabe resaltar el peso de la subjetividad ante cualquier padecimiento, por lo que solo te pediría que, si has aprendido a escuchar a tu cuerpo durante muchos años, simplemente busques esa nota discordante, ese acorde desafinado que cada día te recuerda que puede estar pasando algo en tu interior.

Podríamos hacer de este apartado una minisección de semiología clínica, dado lo elaborado que puede ser traducir lo que los receptores del dolor son capaces de transmitirnos. Porque sí, casi siempre la inflamación va a ser vehiculizada por dolor, ya que nuestro organismo es sabio y conoce sus limitaciones (no como nosotros, la verdad). Debido a la actividad nocturna del sistema inmune, el dolor aparecerá irremediablemente por la noche y nada más despertarnos. ¿Cuántas veces te has levantado como si te hubiera pasado un camión por encima? Seguro que recuerdas alguna noche de combate a pecho descubierto contra una gripe, en la que el amanecer es si cabe aún más doloroso. Encontraremos, pues, dolor articular o muscular de predominio nocturno que no cambia con el reposo y que acentúa la rigidez matutina. Del mismo modo, dolor abdominal que puede presentarse en cualquier momento del día, pero que si aparece por la noche es un signo de gravedad, así como la diarrea nocturna, que también traduce inflamación. A nivel cutáneo podemos ver desde lesiones en zonas fotoexpuestas, pequeñas úlceras en la boca o en los labios (o, incluso, en los genitales), hasta lesiones intensamente pruriginosas, muchas de las cuales también aparecen por la noche. Llegados a este punto, empiezas a comprender cómo nuestro cuerpo usa la caída del sol y el reposo del organismo para emprender todas las tareas de destrucción y limpieza. Volviendo a los signos de inflamación, los más sutiles quizá sean las manifestaciones neurológicas, los olvidos, la niebla mental, la sensación de mareo constante. También nuestros nervios están sometidos a inflamación, siendo típica la sensación de acorchamiento, también nocturna. Podría poner muchos otros ejemplos a nivel ocular, auditivo, respiratorio, etc., pero quédate con esto: escucha a tu cuerpo, se lo ha ganado.

Existirán, por tanto, innumerables afecciones en función de la intensidad del foco inflamatorio y de su localización. La inflamación nos va a proteger de fenómenos traumáticos, infecciosos o tóxicos, siempre en su justa medida. Cuando esto no sucede, se producen mecanismos de autoinflamación, la principal *red flag* de que algo no anda bien.

La clave: saber identificar la autoinflamación para erradicarla lo antes posible.

PARA RECORDAR

- Cuidar el sistema inmune es una responsabilidad inherente al concepto de salud.
- La inflamación forma parte de nuestro intrincado sistema defensivo, siendo beneficiosa en pequeñas dosis limitadas en el tiempo.

- La inflamación crónica se traduce en forma de síntomas muy variados, que tendemos a normalizar e invisibilizar.
- Tanto los biomarcadores analíticos como las manifestaciones clínicas nos pueden poner sobre aviso de que se está desarrollando un mecanismo inflamatorio/autoinmune a nuestras espaldas.
- Detectar la causa de esta autoinflamación es la clave para poder tratarla y erradicarla. Mucho mejor ir al origen del problema que enmascarar los síntomas con fármacos antiinflamatorios, de los que se acostumbra a abusar.

 LA PREGUNTA PARA NOTA → *¿Qué es una inmunodeficiencia?*

Las inmunodeficiencias son trastornos del sistema inmunológico en los que, o bien por falta de anticuerpos o células inmunológicas, o bien por no desarrollar correctamente su función, vamos a estar en riesgo de sufrir infecciones. Muchas de ellas las podemos adquirir a lo largo de la vida, aunque la forma más frecuente de aparición es la genética, desde el nacimiento. Seguro que si nos aventuramos a imaginar una persona con inmunodeficiencias tendemos a pensar en el niño burbuja, aislado de todo contacto con el exterior por el riesgo de padecer infecciones potencialmente mortales. Películas (telefilmes, bajo mi punto de vista) y algunas series médicas han hecho una hipérbole de las inmunodeficiencias, estigmatizando erróneamente a estas personas. Cierto es que los niños burbuja que sean afectos a una inmunodeficiencia grave conocida como «inmunodeficiencia combinada grave»

llegarán a precisar un trasplante de médula ósea por no poder producir por sí mismos células de defensa efectivas. No obstante, por regla general, las inmunodeficiencias van a caracterizarse por un leve incremento del riesgo de padecer una infección debido a la falta de un anticuerpo (la más frecuente, el déficit de IgA, aparecerá en una de cada quinientas personas) o varios anticuerpos (como sucede en la inmunodeficiencia común variable, presente en una de cada veinticinco mil personas).

Estas afecciones que hemos explicado formarán parte de las inmunodeficiencias primarias, si bien resulta mucho más frecuente la aparición de inmunodeficiencias adquiridas durante la vida. El paradigma de todas ellas es la secundaria a la infección por el virus del sida (el síndrome de la inmunodeficiencia adquirida, conocido también como el «virus de inmunodeficiencia humana» VIH). De hecho, dentro del ámbito científico se suele decir que el VIH ha entrado en fase de sida cuando afecta gravemente al número de defensas de un individuo. Tratando de entender el sistema inmune, y habiendo sido azotados por este virus, me parece ilustrativo que entendamos cómo funciona. Se trata de un virus que se transmite por fluidos corporales (sangre, semen, fluido vaginal), principalmente a través de las relaciones sexuales o por compartir agujas. En casos de infecciones graves durante el embarazo también se puede transmitir en el momento del parto. Se trata de un virus capaz de infectar los linfocitos T helper, los encargados de coordinar toda la respuesta inmune, por lo que su deterioro implicará un cese en las funciones de la inmunidad adquirida.

Otra muy frecuente presentación de una inmunodeficiencia será la secundaria a estados de desnutrición y falta de oligoelementos esenciales. Una correcta alimentación nos dará las herramientas para mantener en forma al sistema inmune y poder combatir infecciones de manera eficiente. Del mismo modo, podemos encontrar nuestras defensas mermadas en pacientes con tratamientos conocidos como «inmunosupresores», usados habitualmente con ese propósito, el de atenuar la respuesta inmunológica, con una intención terapéutica (por ejemplo, en enfermedades autoinmunes).

 LA ANÉCDOTA → Recuerdo haberme esforzado mucho siempre en entender el sistema inmunológico, tanto en condiciones de normalidad como cuando hablamos de fenómenos de autoinmunidad. El sistema inmune tiene la capacidad de atraparte, darte explicaciones para todo lo que sucede en el organismo y ofrecerte soluciones ante los problemas que van apareciendo. Ese dogma lo había llevado siempre conmigo, como un pequeño tesoro con el que guiarme a la hora de determinar qué les sucedía a los pacientes. Recuerdo mi primera guardia en urgencias. Al día siguiente fui llamado a una reunión con mi jefe de servicio y el del laboratorio. «Enrique, ¿eres consciente de que has solicitado esta analítica a un paciente con una bronquitis común?». La crítica constructiva subyacía en la interminable lista de valores que había pedido con la analítica de rutina del lunes. «Bueno, todo puede tener relación, me interesaría poder monitorizarlo». Así es cómo un internista idealista aterrizó por primera vez en urgencias.

PARA SABER MÁS:

- McComb, S., A. Thiriot, B. Akache, L. Krishnan, F. Stark, «Introduction to the Immune System», *Methods in Molecular Biology*, 2019, n.º 2024, pp. 1-24. doi:10.1007/978-1-4939-9597-4_1
- Roe, K., «An inflammation classification system using cytokine parameters», *Scandinvian Journal of Immunology*, 2021, n.º 93(2):e12970. doi:10.1111/sji.12970
- Antonangeli, F., O. Grimsholm, M. N. Rossi, F. Velotti, «Editorial: Cellular Stress and Inflammation: How the Immune System Drives Tissue Homeostasis», *Frontiers in Immunology*, 2021, 12:668876. Publicado el 18 de marzo de 2021. doi:10.3389/fimmu.2021.668876
- Germolec, D. R., K. A. Shipkowski, R. P. Frawley, E. Evans, «Markers of Inflammation», *Methods in Molecular Biology*, 2018, n.º 1803, pp. 57-79. doi:10.1007/978-1-4939-8549-4_5
- Kanterman, J., M. Sade-Feldman, M. Baniyash, «New insights into chronic inflammation-induced immunosuppression», *Seminars in Cancer Biology*, 2012, n.º 22(4), pp. 307-318. doi:10.1016/j.semcancer.2012.02.008.

La evolución de nuestro sistema inmune

Cuando hablamos de la evolución del sistema inmunológico hemos de saber que estamos ante un sistema vivo, dinámico, que ha tenido que adaptarse a dos grandes retos, el de convivir con nuestro organismo y, al mismo tiempo, mantenernos con vida. Hacemos esta diferenciación para que se pueda entender cómo diferentes células inicialmente poco coordinadas establecieron un orden jerárquico, unas prioridades de acción y una simplificación de procesos durante toda nuestra evolución como especie. Sobra decir que, en todo este tiempo, ha habido grandes retos inmunológicos, los cuales han comprendido desde la inmunotolerancia y diferenciación entre especies, combatir las enfermedades infecciosas a las que nos hemos enfrentado (sobre todo en los periodos de pandemia) a, ya más cercana a nosotros, la exposición a tóxicos ambientales. Para terminar de complicarle la existencia a nuestro sistema inmune, hemos aprendido a ser *casi inmortales*, dejando a nuestras células inmunológicas expuestas a la inmunosenescencia (con aparición de enfermedades *nuevas* como la demencia o el cáncer).

Para entenderlo mejor, vamos a centrarnos en los dos puntos que habíamos resaltado:

1) Vivir con nosotros

En este punto subyace la base del éxito de todo organismo pluricelular, ya que se establecen diálogos de colaboración, tolerancia y crecimiento mutuo entre sus células. Y es que, como bien sabes, no siempre hemos sido así. Venimos de una única célula eucariota que en un proceso de alimentación (o por azar) comió una bacteria (o varias) hace mil quinientos millones de años, con lo que se multiplicó su capacidad de generar energía e incorporar proteínas capaces de dar una nueva vuelta de tuerca a la lectura del material genético.

Me encantaría ir todavía más atrás en el tiempo, a buscar nuestra primera célula que todos compartimos como precursora (conocida como LECA, *last eukariotic common ancestor*), que parece ser la fusión de varias arqueas de la familia Asgard. Estas células, a medio camino entre las bacterias y las células eucariotas, son capaces de vivir en condiciones extremas y, durante miles de millones de años, fueron las únicas habitantes de nuestro planeta.

Al combinarse las células eucariotas con las bacterias y sus estructuras, al fortalecerse y sofisticarse, se alargó su vida útil y pudieron dividirse en más de una ocasión, sin morir en el intento o perder material genético. Es en ese punto, pues, en el cual las células empiezan a coordinarse y unirse para evolucionar a pequeños organismos cuando empieza a necesitarse la presencia del sistema inmune.

Hace aproximadamente cuarenta millones de años, en el periodo Cámbrico, un organismo arcaico conocido como «lampreas» (los primeros vertebrados sin mandíbulas) fue el primer ser del que se tiene constancia que presentó en su interior linfocitos (las células de defensa). Por primera vez estos linfocitos mostraban en su superficie receptores para molécu-las u organismos extraños (conocidos como «antígenos»). Se cree que en paralelo se desarrolló un sofisticado método de comunicación entre las células y el sistema inmune, a través de unas moléculas de membranas conocidas como CMH (complejo mayor de histocompatibilidad). Pero ¡qué difícil es esto!

Lo explicamos sencillo. Nuestras células ancestrales que-rían seguir mejorando los organismos que habían conseguido formar. Esto implicaba una cada vez mayor presencia de cé-lulas de diferentes estirpes y linajes. Existía un alto riesgo de que estas estructuras acumularan problemas como mutacio-nes, o incluso que fueran atacadas por agentes invasores. Para cubrir esta necesidad los linfocitos primigenios expresa-ron en su membrana los receptores con los que comprobaban célula a célula, tanto el origen de esta, su idoneidad, como si era portadora de una infección. Al mismo tiempo, estos recep-tores se ponían en contacto con organismos invasores, desen-cadenando una respuesta de rechazo y eliminación. Pues bien, todo esto fue posible gracias al CMH presente en todas las células de cualquier organismo, mecanismo por el cual se establece el diálogo con las células del sistema inmunológico. Imagina, por ejemplo, una especie de pasaporte mediante el cual las células demuestran su identidad a los linfocitos. Ese pasaporte podría ser el CMH, del cual veremos dos tipos dife-rentes: CMH-I y CMH-II. El pasaporte celular conocido como CMH-I se encuentra en todas las células del organismo y se en-cargará de ir enseñando en su exterior fragmentos de las pro-teínas del interior de las células. Es una forma de decir «¡Soy legal! ¡Pertenezco a este organismo!» cuando las células son escrutadas por los glóbulos blancos. Si finalmente estas célu-las estuvieran infectadas, o se transformaran en células tumo-rales, cambiarían sensiblemente las proteínas infectadas y se-rían eliminadas.

Este pasaporte puede perfeccionarse para poder reconocer y presentar un número infinito de partículas diferentes, sin inducir secundariamente la destrucción de quien lo presenta. Esta variante se conocerá como «CMH-II» y solo lo encontraremos en células especializadas en presentar antígenos del sistema inmune.

Así pues, el CMH-I sería el pasaporte que todos los habitantes de una nación llevan para identificarse. En este CMH-I viene toda la información que necesitan las células del sistema inmune para reconocer la estirpe celular y su origen. Si existiera una identificación sospechosa, el sistema inmunológico puede tomar medidas para eliminarla. El CMH-II estaría más presente en los supervisores de las aduanas, lugar donde se vela por que no entre ni salga nada sospechoso del *país*.

Una vez establecida esta relación de supervisión continua y confianza entre células, pudimos afrontar el siguiente reto evolutivo, como fue el compartir genes entre diferentes organismos, evitando al máximo la contaminación entre especies. ¿O quizá no quisimos evitarlo inicialmente?

Demos un salto temporal importante para llegar a los homínidos. Vamos a hacer una muy resumida línea temporal:

ILUSTRACIÓN DE LAS ETAPAS DE LA EVOLUCIÓN HUMANA

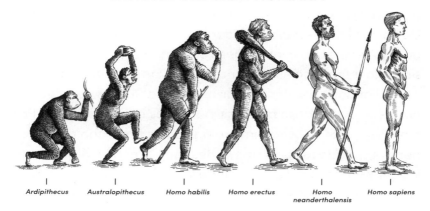

| Ardipithecus | Australopithecus | Homo habilis | Homo erectus | Homo neanderthalensis | Homo sapiens |

I. *Ardipithecus*: hace 4,4 millones de años. Mayor contacto con el suelo, respuesta innata predominante. Empezamos a caminar erguidos, arbóreos.

II. *Australopithecus*: Hace 3-4 millones de años. Bipedestación y herramientas rudimentarias. Dieta variada, mayor contacto con patógenos y desarrollo de inmunidad de mucosas.

III. *Homo habilis*: Hace 1,5-3 millones de años. Herramientas de piedra, mayor perímetro cerebral. Más contacto con patógenos alimentarios, cortes superficiales con instrumentos.

IV. *Homo erectus*: hace 1,5 millones de años. Domesticación del fuego y grandes migraciones. Menor número de infecciones alimentarias, pero contacto con tóxicos y gérmenes nuevos de los continentes colonizados.

V. *Homo neanderthalensis*: contemporáneo al *Homo sapiens* (apareció hace 120.000 años). Adaptación al frío, anatomía robusta, formación de híbridos con el *Homo sapiens*. Más capacidad de inmunidad innata, más susceptibles de padecer alergias y enfermedades autoinmunes.

VI. *Homo sapiens*: hace 150.000-300.000 años. Humano moderno, desarrollo lingüístico y cognitivo. Especialización del sistema inmune adaptativo.

En el punto de confluencia de las dos especies, nuestro *Homo sapiens* actual consiguió una serie de ventajas gracias a la transferencia horizontal de genes con los neandertales. De hecho, hemos recibido algunos de los genes más cruciales para la resistencia a infecciones bacterianas y mayor propensión a la inflamación. Al parecer, el *Homo neanderthalis* tuvo que lidiar con un entorno más hostil si hablamos de infecciones, seleccionándose aquellos individuos más resistentes. Por otro lado, este *booster* inmunológico nos ha hecho más propensos a padecer enfermedades autoinmunes. Algunos de los genes recibidos de los neandertales fueron el STAT2 (involucrado en la respuesta inmune frente a los virus) o los HLA-B/HLA-C (implicados en el reconocimiento inmune y enfermedades autoinmunes).

El haber recibido esta carga genética nos ha colocado en una situación única para resistir las agresiones del entorno. Metafóricamente, podríamos concluir que conseguimos traernos con nosotros la fortaleza y robustez (también inmunológica) de los neandertales.

2) Mantenernos con vida (el fin último de nuestra simbiosis)

El sistema inmunológico es fundamental para la supervivencia y la salud de un organismo. Podríamos decir que existe una estructura jerarquizada con la que mantenemos una intensa simbiosis en pro de nuestra supervivencia. Vamos a repasar sus principales funciones.

Empecemos por su función defensiva, quizá la más extendida y conocida. A estas alturas ya sabemos que nuestra inmunidad buscará neutralizar cualquier amenaza externa de la forma más eficiente posible. Un constante aprendizaje para optimizar recursos y tiempos de respuestas. Un enamorado del *método Lean*, nuestro sistema inmunológico. A caballo entre la función de defensa y el control interno está su función de reconocimiento de qué estructuras son propias y cuáles, ajenas. Gracias a esta constante *checklist*, podemos evaluar la idoneidad de un tejido (por ejemplo, ante la diferenciación hacia células cancerosas) o rechazar embriones no viables. En ese constante transitar, nuestras defensas van a llevar a cabo también labores de limpieza, saneando nuestro organismo y favoreciendo la regeneración de tejidos. Esta reparación de estructuras propias viene dada por la capacidad de eliminar focos inflamatorios o de muerte celular programada. Nuestra inmunidad genera escudos invisibles allí donde los necesitemos. Esto ha sido una constante desde que decidió acompañarnos en este camino, siendo ayudado también por otros sistemas inmunológicos. Esto es así gracias a la evolución convergente, que ilustra cómo diferentes organismos pueden haber afrontado retos similares a nivel biológico, siendo luchas paralelas que han convergido en un debilitamiento del agresor (un virus, por ejemplo). Encontramos muchos ejemplos, como la resistencia al VIH que puede aparecer en algunas personas a través de la mutación de un receptor celular que usa el virus para entrar en nuestras células. Del mismo modo, una mutación prácticamente idéntica sucede en primates para generar resistencia al virus de la inmunodeficiencia de simios (SIV, el precursor del VIH).

Por otro lado, y muy a nuestro pesar, hemos podido comprobar que nuestra inmunidad se ha ido erigiendo en protagonista de nuestra historia como especie perdurable. Nuestra realidad sacada de un thriller de Robin Cook (autor de novelas de ficción que tratan de enfermedades y padecimientos globales) nos ha puesto ante el mismo espejo que aquellos que se enfrentaron a la peste negra, la viruela, la gripe española, la tuberculosis o la ya comentada pandemia del sida. Igualmente, los agentes infecciosos también han ido evolucionando y adaptándose a la presión del ambiente. Nuestra magnífica simbiosis con las células inmunitarias siempre encara nuevos retos, sin ir más lejos, la infinita capacidad que tiene el virus de la gripe de mutar para ser menos reconocible.

Si te has quedado con ganas de saber más sobre la evolución del sistema inmune y cómo ha ido perfeccionándose, te recomiendo realizar búsquedas sobre inmunología comparada, la rama de la ciencia encargada de esta área del conocimiento.

PARA RECORDAR

- El sistema inmunológico ha priorizado mantener un equilibrio entre la promoción de cambios sustanciales en la especie y depurar los errores advertidos.
- El CMH-I (complejo mayor de histocompatibilidad) es un complejo proteico que tienen todas las células del cuerpo para señalizar cuándo tienen sospechas de estar infectadas.
- El CMH-II solo lo poseen células presentadoras de antígenos (por ejemplo los macrófagos), que gracias a su eficiente función, presentan los antígenos principales del proceso inflamatorio agudizado.
- La unión con el *Homo neanderthalensis* nos dio una robustez física, genética e inmunológica que todavía puede verse entre nosotros.
- La transferencia horizontal de genes y la versatidad del sistema inmune nos han dado la capacidad de resistir mejor a infecciones.

LA PREGUNTA PARA NOTA → *¿Es lo mismo CMH que HLA-C?*

El HLA-C (antígeno leucocitario humano-C) forma parte del CMH, por lo que podríamos decir que no son estructuras diferentes, sino integradas entre sí. Como hemos explicado con anterioridad, este HLA-C estará formando parte del complejo mayor de histocompatibilidad (CMH), superestructura en las membranas de cualquier célula nucleada. Imagina una gran formación para que las células se comuniquen entre sí . El HLA-C, concretamente, pondrá en contacto cualquier célula que sea vigilada o supervisada con los linfocitos T citotóxicos, encargados de eliminar células enfermas o que hayan mutado de forma peligrosa. El CMH será usado a grandes rasgos para dialogar también entre las células inmunes (en este caso, a través del CMH2, único en estas células).

Por tanto, aunque hay diferencias en términos de las funciones específicas de los diferentes genes HLA, todos son parte del sistema más amplio del CMH y todos juegan roles críticos en la respuesta inmunológica.

LA ANÉCDOTA → En este caso la anécdota viene a recalcar algo muy relevante que se ha podido desarrollar en la reproducción humana. Y es que el conocimiento está en el punto de poder determinar en función del HLA-C tanto materno como paterno, en conjunción con el perfil de la célula *natural killer* uterina y los niveles de citotoxicidad e inmunoregulación (T reguladores vs. T citotóxicos), las posibilidades de embarazo espontáneo, entendiéndose como «compatibilidad materno-paterna» las diferencias del embrión resultante con el sistema inmune materno. La inmunología reproductiva es capaz de buscar en el momento cero de interacción entre el embrión y la inmunidad de la madre gestante, y aventurar la posibilidad de embarazo. Esto se debe, eminentemente, al conocimiento existente sobre los diferentes HLA que muestra el embrión hacia el endometrio que está invadiendo.

PARA SABER MÁS:

- Irazoqui, J. E., J. M. Urbach y F. M. Ausubel, «Evolution of host innate defense insights from Caenorhabditis elegans and primitive invertebrates», *Nature Reviews Immunology*, 2010, n.º 10, pp. 47-58.

- Iwanaga, S. y B. L. Lee, «Recent Advances in the Innate Immunity of Invertebrate Animals», *Journal of Biochemistry and Molecular Biology*, 2005, n.º 38, pp. 128-150.

- Liston, A., S. Humblet-Baron, D. Duffy, A. Goris, «Human immune diversity: from evolution to modernity», *Nature Immunology,* 2021, n.º 22(12), pp. 1479-1489. doi:10.1038/s41590-021-01058-1

- Quach, H., M. Rotival, J. Pothlichet et al., «Genetic Adaptation and Neandertal Admixture Shaped the Immune System of Human Populations», *Cell,* 2016, n.º 167(3), pp. 643-656.e17. doi:10.1016/j.cell.2016.09.024

- Reher, D., F. M. Key, A. M. Andrés, J. Kelso, «Immune Gene Diversity in Archaic and Present-day Humans», *Genome Biology and Evolution,* 2019, n.º 11(1), pp. 232-241. Published 2019 Jan 1. doi:10.1093/gbe/evy271

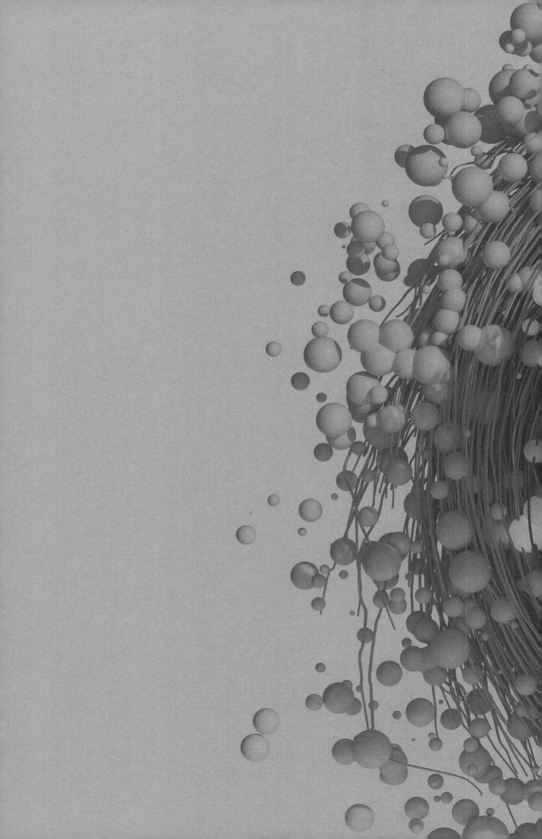

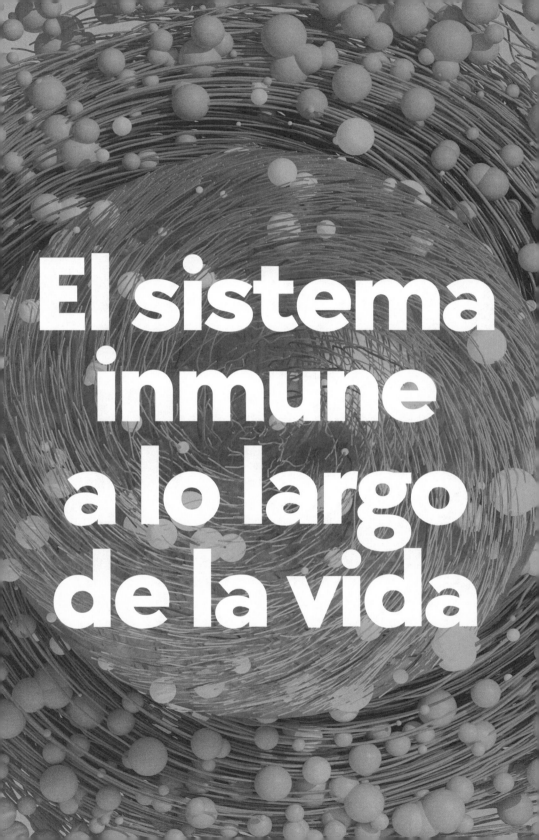

El sistema inmune

a lo largo
de la vida

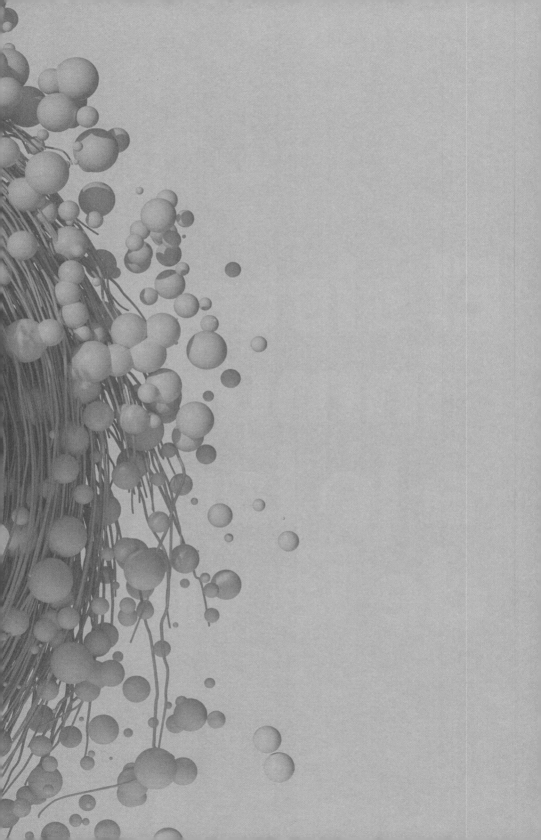

Los extremos de la vida

Nuestro sistema inmune nace como nosotros: inmaduro, frágil, dependiente. Por ello, la intensa relación que se produce entre la madre y su recién nacido se puede trasladar directamente a la necesidad de compartir anticuerpos, microbiota y nutrientes. Más allá de la protección de los brazos de la madre, existe un fuerte vínculo que se inicia con la circulación placentaria. El sistema inmunológico materno es capaz de adentrarse en un cuerpo extraño como es el del feto, circular por su interior y almacenarse para protegerle durante los seis primeros meses de vida. ¿No es maravilloso?

Pues bien, ese recién nacido irá adquiriendo de forma progresiva anticuerpos maternos a través de la placenta o la leche materna, pero también a partir de sus primeras exposiciones a agentes extraños. ¿Te imaginas esa primera vez del lactante con los peligros invisibles que le rodean? ¿Cómo solucionar la emancipación de la protección materna? Todo esto es, como no podía ser de otra manera, gracias a «aquella que siempre tiene caldo en la nevera».

La inmunización pasiva a través de la placenta se refiere a la transferencia de anticuerpos maternos al feto durante el embarazo. Estos anticuerpos protegerán al feto y, más adelante, al recién nacido hasta los seis meses de edad, como mínimo. El feto adquirirá, por un lado, anticuerpos resultantes de las infecciones por las que pase la madre durante el embarazo, por otro, la memoria inmunológica secundaria a las vacunaciones de la gestación. Por tanto, los anticuerpos que pasarán a través de la placenta serán los anticuerpos de memoria IgG, mientras que los IgM o IgA no son capaces de atravesarla. Ese paso de anticuerpos lo hacen a favor de gradiente, es decir, desde el lugar donde están más concentrados (la sangre materna) a donde lo están menos (la sangre fetal), siempre influido con la buena salud de la circulación maternofetal.

Tras el nacimiento, las primeras horas del lactante se van a caracterizar por un protagonismo de la inmunoglobulina G materna, que será la principal defensa durante los primeros seis meses de vida. Esta IgG se verá apoyada por la acción de la IgA de la madre, transferida a través de la lactancia materna (cuando se realice). Esa IgA típica de las mucosas protegerá al bebé de infecciones respiratorias e intestinales al estar localizada fundamentalmente en las superficies mucosas. Entre los tres y seis meses desaparecen los anticuerpos que se hayan obtenido durante el embarazo. Luego, entra en escena el calendario vacunal.

Para que nuestro organismo adquiera toda la memoria inmune necesaria, nuestro cuerpo ha provisto a la primera etapa de la vida de una característica fundamental: la inmunorreactividad. Huelga decir que se trata de un aforismo, que solo busca ilustrar la capacidad de reaccionar, a nivel inmunológico, contra todas las amenazas de todas las formas posibles. Esa tormenta inmune que se produce desde los seis meses de edad hasta los tres o cuatro años nos irá dotando de una defensa robusta para el resto de nuestras vidas. No es casual que sea el periodo donde se concentre la vacunación contra los principales agentes infecciosos reconocidos, todo ello realizado bajo un intenso control e inversión energética. ¿Te has preguntado por qué los bebés duermen tanto? Una de las razones es el perfeccionamiento y la limpieza de nuestros mecanismos de defensa.

No es inusual escuchar «Esta niña siempre tiene mocos», «No aguantan ni dos semanas en la guardería», «Lleva unos días con fiebre, será un virus». Esta realidad tan vívida en padres primerizos no hace más que ilustrar cómo nuestras vías respiratorias (¡e intestinales!) van adquiriendo inmunidad contra todos los microbios o tóxicos que respiramos cuando somos unos mocosos.

Antes de pasar al otro extremo de la vida, la senectud, podríamos establecer unas líneas maestras que guiarán nuestra respuesta inmune desde la adolescencia hasta finalizar la edad adulta.

La adolescencia se caracteriza por esa tormenta de hormonas descarrilando continuamente. Hormonas anabolizantes endógenas como la testosterona o los estrógenos tienen fuertes implicaciones para nuestras defensas. Los estrógenos, sin ir más lejos, estimulan la respuesta inmune aumentando la producción de células *natural killer* o los linfocitos. A partir de ahí se puede deducir que, al aumentar la respuesta inmune en la etapa fértil de la vida, las mujeres presentan un mayor riesgo de padecer enfermedades autoinmunes (se estipula que entre cinco y ocho veces más) con respecto al varón en su misma franja de edad.

El ciclo menstrual y el sistema inmunológico están íntimamente relacionados. Las implicaciones de las fluctuaciones en el sistema inmune en función de la fase del ciclo tienen mucho interés en áreas como la infertilidad, en especial, la endometriosis o el síndrome de ovario poliquístico (SOP), así como en la evolución de enfermedades autoinmunes como el lupus, artritis reumatoidea o asma.

A nivel inmunológico podremos diferenciar el ciclo menstrual en fase lútea, fase folicular y fase menstrual. A nivel conceptual hemos de saber que las hormonas sexuales (sobre todo los estrógenos y la progesterona), conforme se multiplica su valor en sangre, van a ejercer efectos beneficiosos sobre el sistema inmunológico. De hecho, mujeres con menopausia han visto incrementada su inmunorreactividad (actividad aumentada del sistema inmunológico, que puede condicionar un cierto grado de inflamación de fondo), que revierte con la suplementación hormonal.

CICLO MENSTRUAL

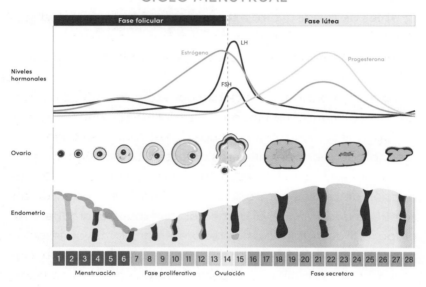

- **Fase folicular:** aumento de los niveles de estrógenos que condicionarán un incremento de las células encargadas de controlar nuestras defensas. Eso favorecerá la inmunotolerancia (nuestras defensas estarán más tranquilas), que alcanzará su valor más alto a través del pico de LH y la ovulación.
- **24 horas periimplantación:** aumento de las proteínas antiinflamatorias y aturdimiento de nuestras defensas a nivel uterino para favorecer que se implante el embrión sin que sea dañado por la reacción de defensa.

- **Fase lútea:** si la fecundación no se produce, la bajada de estrógenos es compensada inicialmente con la subida progresiva de progesterona. Este cambio también afecta a las células del sistema inmunológico, volviendo a activarse nuestras defensas, sobre todo a nivel de la mucosa uterina.
- **Fase menstrual:** aumenta al máximo el nivel de actividad de nuestras defensas para optimizar la barrera ante infecciones que pudieran aprovechar todas las puertas de entrada que supone el sangrado.

En la época de búsqueda reproductiva, especialmente en el caso de la mujer, el ambiente cargado de estrógenos se comportará como un potente activador inmunológico (la evolución siempre priorizará proteger a las madres). No obstante, constituye, por otro lado, un arma de doble filo, dado que es el periodo donde más enfermedades autoinmunes (aquellas en las que las defensas atacan al propio cuerpo) van a producirse. Esto lo vamos a desarrollar en otro capítulo más adelante, así que, por lo pronto, nos quedamos con que se trata de un momento vital de alto riesgo para la aparición de enfermedades autoinmunes.

En la edad adulta, el sistema inmunológico puede empezar a mostrar síntomas de agotamiento, sobre todo secundarios a las interferencias de nuestro estilo de vida y nuestra negligencia a la hora de cuidarlo. La capacidad de regenerar tejidos y reiniciar nuestra inmunidad es limitada, así como la de almacenar toda la memoria inmune que habíamos acopiado. Además, los defectos que se hayan acumulado pueden ir presentando fenómenos de autoinmunidad o, incluso peor, crear clones defectuosos que lleguen a producir un cáncer hematológico (por ejemplo, un linfoma). Sin temor a equivocarnos, podemos asegurar que en la edad adulta es cuando más fortalezas inmunológicas esperaríamos tener, pero nada más lejos de la realidad, ya que es cuando más riesgo corremos de presenciar la claudicación de nuestras defensas. Es por ello por lo que, como hemos indicado en otros capítulos, tenemos más opciones de cambio, si somos capaces de reconocer las señales y actuar frente a ellas.

En la vejez, el sistema inmunológico no se mostrará robusto e indestructible. El paso del tiempo ha hecho mella en nuestro organismo, y también en nuestras defensas. Así es como acuñaremos el término «inmunosenescencia», periodo en el cual nuestra inmunidad pierde su invulnerabilidad y quedamos expuestos a infecciones, mal control de tumores o una nula o escasa respuesta a las vacunas. Se producirá, además, una disminución del número total de células inmunológicas y de su variedad. En muchos casos, la médula ósea (la fábrica de células del sistema inmune) experimentará una lentitud o hipofunción, colaborando así a la inmunosenescencia.

Otros factores determinantes en la salud inmune de las personas mayores pueden estar relacionados con el hecho de padecer enfermedades crónicas, debilitantes, que pueden haber afectado a órganos vitales. El estar bajo tratamiento crónico y la polifarmacia consiguiente supone el riesgo de infección tras el desequilibrio causado por la acción de los fármacos y las posibles interacciones entre ellos. El hecho de que la deglución puede verse afectada (bien por la falta de piezas dentarias, bien por la dificultad para tragar) determina una malnutrición sostenida, lo que presenta un déficit en proteínas de transporte o vitaminas necesarias para generar defensas. Además, en este grupo poblacional es frecuente el insomnio (tanto dificultad para dormir como para mantener el sueño), el estrés y los psicofármacos, que implicarán alteraciones graves del ritmo circadiano. Esta pérdida de *punch* a nivel inmune puede derivar en que las personas de mayor edad desarrollen infecciones, pero, por otro lado, les protege de que aparezcan grandes trastornos inflamatorios, los cuales también pueden ser muy graves e incapacitantes para la salud.

PARA RECORDAR

- La inmunización pasiva se refiere al proceso mediante el cual el feto recibe anticuerpos por parte de la madre durante el embarazo y la lactancia.
- El anticuerpo capaz de atravesar la placenta es el anticuerpo de memoria tipo IgG.
- El ciclo menstrual va a influir en la dirección que muestre nuestro sistema inmune, inmunotolerante en la fase folicular y posovulación, y que aumenta su reactividad en la fase lútea y la menstruación.
- La búsqueda reproductiva es uno de los periodos de mayor riesgo para que se produzcan enfermedades autoinmunes.
- En la vejez, el sistema inmune se volverá senescente y perderá memoria inmune y capacidad de respuesta ante infecciones.

LA PREGUNTA PARA NOTA → *¿Cuáles son actualmente las vacunas obligatorias y optativas? Repasamos el proceso que se lleva a cabo en toda España.*

Desde el momento del nacimiento, la vacunación sistemática pone al lactante en una situación ventajosa para hacer frente a las infecciones. A los dos meses se administrará la vacuna hexavalente (difteria, tétanos, tos ferina, poliomielitis, haemophilus influenza B y hepatitis B). Al mismo tiempo se deberá vacunar contra los gérmenes encapsulados, como pueden ser el estreptococo pneumoniae y el meningococo B. A los cuatro meses se repiten las vacunas y se administra, además, la vacuna del meningococo C. A los once meses se vuelve a administrar la vacuna hexavalente y la dosis de recuerdo contra el estreptococo pneumoniae (neumonía). A los doce meses se recuerda la vacuna del meningococo C tetravalente y contra el meningococo B. En este momento se pondrá la primera dosis de la triple vírica (sarampión, rubeola y parotiditis). A los quince meses se vacuna contra la hepatitis A y la varicela. A los tres años se repetirá la terapia triple vírica y la varicela. A los seis, toca de nuevo difteria, tétanos, tos ferina, poliomielitis y hepatitis A. A los once años administramos el recuerdo del meningococo tetravalente y puede administrarse varicela y hepatitis A extras. A los doce, se ofrece a los adolescentes la vacuna del virus del papiloma humano (VPH). Más adelante se pondrán dosis de recuerdo o vacunas extras en función de si hay algún condicionante clínico que lo indique.

 LA ANÉCDOTA → En el día a día del hospital vives jornadas que recuerdas con una intensidad que te lleva a lugares insospechados. A pesar de que este libro busca divulgar sobre inmunología de forma desenfadada y con un tono divertido y coloquial, no he podido dejar de recordar a una paciente que me dio una lección de vida. Gestante de tercer trimestre, fue diagnosticada de un cáncer avanzado y con escasas opciones de tratamiento. La paciente sabía que su pronóstico era infausto y, a pesar de intentar todas las líneas de tratamiento, falleció a los pocos meses del parto. Recuerdo cómo ella me consolaba cuando me emocionaba al verla tan deteriorada y con el bebé en brazos. La fortaleza de una madre puede con casi todo. Comparto contigo esta vivencia por lo frágil que puede llegar a ser lo que damos por supuesto. Cierra el libro y busca a quien le debes reconocer ese amor por la vida. Mi vivencia con aquella paciente me tuvo muy tentado de dejar este trabajo. Todavía la evoco con dificultad. Ojalá aquel niño haya crecido sano, protegido por su madre desde el mundo de los héroes invisibles.

PARA SABER MÁS:

- Agostinis, C., A. Mangogna, F. Bossi, G. Ricci, U. Kishore, R. Bulla, «Uterine Immunity and Microbiota: A Shifting Paradigm», *Frontiers in Immunology*, 17 de octubre 2019, n.º 10, p. 2387. doi:10.3389/fimmu.2019.02387. eCollection 2019
- Olin, A., E. Henckel, Y. Chen, T. Lakshmikanth, C. Pou, J. Mikes, A. Gustafsson, A. K. Bernhardsson, C. Zhang, K. Bohlin, P. Brodin, «Stereotypic Immune System Development in Newborn Children», *Cell,* 23 de agosto de 2018, n.º 174(5), pp. 1277-1292.e14. doi:10.1016/j.cell.2018.06.045
- Pieren, D. K. J., M. C. Boer, J. de Wit, «The adaptive immune system in early life: The shift makes it count», *Frontiers in Immunology*, 17 de noviembre de 2022, n.º 13, pp. 10311924. doi:10.3389/fimmu.2022.1031924. eCollection 2022
- Andreas, N. J., B. Kampmann, K. Mehring Le-Doare, «Human breast milk: A review on its composition and bioactivity», *Early Human Development*, noviembre de 2015, n.º 91(11), pp. 629-635. doi:10.1016/j.earlhumdev.2015.08.013. Epub 2015 Sep 12
- Sadighi Akha, A. A., «Aging and the immune system: An overview», *Immunology Methods*, diciembre de 2018, n.º 463, pp. 21-26. doi:10.1016/j.jim.2018.08.005. Epub 2018 Aug 14

El milagro de la vida: embarazo, parto y lactancia

Hoy en día encontramos incontables teorías sobre qué desencadena el parto. Dado que estamos conociendo secretos del sistema inmunológico, podemos lanzar el siguiente titular: «El parto lo favorece y desencadena nuestro sistema inmune». Pero antes de explicar cómo termina el embarazo y comienza una nueva vida, vamos a aclarar las adaptaciones de nuestra inmunidad para poder generar el milagro de la vida.

La gestación representa un reto para el sistema inmunológico materno, dado que debe alcanzar un equilibrio entre la tolerancia al feto y la correcta defensa ante las infecciones. Podemos resumirlo como un intenso periodo inicial de reconocimiento y finalmente de rechazo del embrión, dando lugar a la infertilidad (que afecta a una de cada seis personas en edad reproductiva), para pasar después a un estado de inmunotolerancia, en el que el principal objetivo es mantener el embarazo el mayor tiempo posible.

Existirán, pues, diferentes procesos inmunológicos involucrados en función de cada etapa de la gestación.

Primer trimestre: reconocimiento y rechazo

En el primer trimestre se debe generar una reacción de reconocimiento y eventual rechazo. Por este motivo se requerirán mecanismos de evasión del sistema inmune por parte del embrión. Esta implantación viene dada por cómo el útero *tolera* la destrucción masiva pero controlada de sus tejidos. Este tejido destruido alimenta al embrión en su crecimiento y le da la capacidad de hacerlo en diferentes capas embrionarias. En condiciones ideales, el sistema inmune de la madre va a tolerar al embrión, dejando que implante y se desarrolle en su interior. Sin embargo, en ocasiones la inmunidad natural de la madre tendrá una serie de automatismos que dificultarán este desarrollo ideal, principalmente a través de las células *natural killer* y su interacción con los linfocitos T citotóxicos. Así pues, no siempre se producirá la tan necesaria tolerancia inmune del tejido embrionario, por lo que será rechazado y se producirá un aborto o una muerte fetal. Esto es especialmente crítico hasta la semana 9-10 del embarazo, dado que *a posteriori* el embrión estará protegido por las estructuras placentarias que, a modo de búnker, velan por la seguridad del feto. La placenta primigenia, conocida como «decidua», se irá desarrollando, favoreciendo la nutrición del embrión y su protección. Esta placenta será tanto una barrera física como una interfase entre la madre y el bebé.

El segundo trimestre vendrá caracterizado por un baile hormonal que aposentará todas las estructuras formadas en el primer trimestre. De la misma manera que la anatomía femenina irá desarrollándose para mantener el embarazo, el sistema inmune protagonizará la tolerancia del feto. Así pues, el aumento de los estrógenos favorecerá la regulación

del sistema inmune gracias a la génesis de linfocitos T reguladores.

Segundo trimestre: el baile hormonal

Desde el punto de vista del feto, veremos cómo va a ir creciendo, engordando y fortaleciendo sus huesos y músculos. Se
van a desarrollar los sentidos, podrá escuchar los sonidos
provenientes del exterior (es decir, el interior de la madre).
Como reacción a estos sonidos, al desarrollo musculoesquelé-
tico, el feto va a moverse cada vez más, poniendo a prueba el
espacio limitado que hay dentro del útero. Este baile intrauterino está determinado en parte por la aparición de sueños
REM en el feto.

Desde el punto de vista materno, el poder sentir al feto constituye un antes y un después en la mujer gestante. Aparecerán
cambios hormonales que supondrán un tobogán emocional
influido por moléculas como los estrógenos, los progestágenos, la dopamina o la oxitocina. Los estrógenos se encargarán
de estimular y favorecer el crecimiento y el correcto desarrollo
de las estructuras del feto. A nivel materno también se encargarán de la correcta irrigación y de asegurar el grosor del útero, aspecto importantísimo para mantener el desarrollo hacia
el tercer trimestre. Estos mismos estrógenos también serán claves en la preparación de las mamas para la lactancia. A nivel
inmunológico, se incrementará la actividad de los linfocitos T
reguladores, disminuyendo la cantidad de células NK circulantes, así como su actividad. Subirá la producción de proteínas
antiinflamatorias, regulándose de esta manera la respuesta inmune a la baja. Se prioriza tolerar el desarrollo intrauterino y

finalmente el contacto con células sanguíneas fetales. La difusión pasiva de anticuerpos a través de la placenta genera otro reto inmunológico, en el cual se selecciona qué anticuerpos beneficiosos puede recoger el feto del torrente sanguíneo materno para protegerse tanto de infecciones intrauterinas como infecciones en el momento del parto.

Los progestágenos ejercerán asimismo un efecto inmunomodulador, dado que va a aumentar la destrucción de linfocitos T autorreactivos y células plasmáticas B. Secundariamente habrá una menor activación de células *natural killer* y de anticuerpos. Por otro lado, existen el factor bloqueante inducido por progesterona y la proteína endometrial asociada a progesterona 14, también denominada «Glicodelina A y Galectina 1» (Gal1), todos los cuales actúan como factores inmunomoduladores.

Tercer trimestre: la confluencia de todo

Durante el tercer trimestre del embarazo y en el parto, el sistema inmunológico va a desempeñar un papel preponderante a la hora de dar protección tanto a la madre como al neonato. El reto de nuestras defensas va a consistir en pasar de un estado de tolerancia e inmunosupresión a uno de activación y reactividad. No obstante, hasta llegar al momento del parto coexistirán fenómenos de inmunotolerancia y una menor producción de proteínas inflamatorias.

Conforme se acerca la fecha del parto, aumentará la respuesta innata, y veremos cambios en el número de células de defensa en el útero (como podría tratarse de la célula *natural killer* uterina o las células dendríticas).

Finalmente, cuando el número de células del sistema inmune sea suficiente a nivel del útero, se producirá una respuesta inflamatoria localizada que podrá ser suficiente estímulo para desencadenar el parto.

En el parto se produce un maravilloso proceso de *rechazo* inmunológico del bebé, como si pensara: «Ya es hora de salir». Se transferirán de forma masiva por difusión pasiva los anticuerpos maternos que le protegerán en las primeras horas (y meses) de vida y el bebé se *rebozará* en la microbiota del canal vaginal, también con intención inmunomoduladora.

PARA RECORDAR

- Durante el embarazo, el sistema inmunológico materno va a cambiar para tolerar al feto que se va a desarrollar. Podríamos considerar este fenómeno como una «inmunosupresión relativa».
- Se producirá un aumento de los linfocitos T reguladores, encargados de controlar la respuesta inmunológica.
- Por regla general, existirá una menor respuesta inflamatoria, exceptuando el momento del parto.
- Los cambios hormonales serán claves para establecer el estado de inmunotolerancia y adaptaciones del sistema inmune.
- La placenta actúa como una barrera inmunológica entre la madre y el feto, permitiendo el intercambio de nutrientes y oxígeno, mientras se protege al feto de posibles ataques (tanto infecciosos como de las propias defensas del cuerpo de la madre).

LA PREGUNTA PARA NOTA → *¿Qué sucede en el embarazo de una paciente con una enfermedad autoinmune?*

Las enfermedades autoinmunes siempre son procesos complejos, difíciles de homogeneizar y con un gran componente de incertidumbre. En el caso concreto de un embarazo, observaremos algunas particularidades. En el contexto en el que el sistema inmune debe tolerar al embrión, se producirá un aumento de linfocitos T reguladores, lo cual es beneficioso para una enfermedad autoinmune. Esa tolerancia progresiva alejará la actividad de la enfermedad autoinmune a través de la inflamación. No obstante, puede darse una pérdida durante el embarazo, con la consiguiente reacción inflamatoria y riesgo de brote de la enfermedad. A pesar de que normalmente no se producen brotes, pueden aparecer enfermedades durante el embarazo y el puerperio inmediato como el lupus eritematoso sistémico o el síndrome antifosfolipídico. Así pues, el posparto se caracterizará por esa actividad desmedida inflamatoria, favorecida por la falta de sueño y, en los casos que esté presente, por la lactancia materna. En este punto cabe mencionar que no existen contraindicaciones de lactancia materna en enfermedades autoinmunes, excepto en la miocardiopatía periparto o en casos de gravedad significativa de lupus eritematoso a nivel renal o esclerodermia con afectación pulmonar. Esto se debe a que la prolactina presente en la lactancia se encarga de activar el sistema inmune, cumpliendo la función de proteger a la madre del lactante de una eventual infección.

LA ANÉCDOTA → Las mujeres con enfermedades autoinmunes experimentan un retraso en su búsqueda de embarazo, en parte por la actividad de la enfermedad y en parte por la incertidumbre de cómo evolucionará o de los efectos que pueden tener los medicamentos en el feto. Reconozco que uno de los casos que más me marcaron fue el del debut de una enfermedad autoinmune durante el embarazo de una mujer joven, que además perdió al bebé que estaba esperando por un problema grave de la placenta. Ese brote condicionó un estudio posterior exhaustivo hasta conseguir un nuevo embarazo en el que, bajo tratamiento y con la enfermedad estabilizada, se minimizaba el impacto sobre la salud reproductiva y mental de la paciente. Este contexto nos puso en una feliz situación, y actualmente esta mujer y su pareja son padres de dos gemelos preciosos.

PARA SABER MÁS:

- Yeganeh Kazemi, N., Fedyshyn, B., Sutor, S., Fedyshyn, Y., Markovic, S., Enninga, E. A. L., «Maternal Monocytes Respond to Cell-Free Fetal DNA and Initiate Key Processes of Human Parturition», The *Journal of Immunology,* 15 de noviembre de 2021, n.º 207 (10), pp. 2433-2444. https://doi.org/10.40 49/jimmunol.2100649
- Abu-Raya, B., C. Michalski, M. Sadarangani, P. M. Lavoie, «Maternal Immunological Adaptation During Normal Pregnancy», *Frontiers in Immunology,* 2020, n.º 11, pp. 575197. Publicado 7 de octubre de 2020. doi:10.3389/fimmu.2020. 575197

- Mor, G., P. Aldo, A. Alvero, «The unique immunological and microbial aspects of pregnancy», *Nature Reviews Immunology*, 2017, n.º 17(8), pp. 469-482. doi:10.1038/nri.2017.64
- Moffett, A., A. Erlebacher, «Immune cells and maternal-fetal tolerance», en T. W. Mak (ed.), *Primer to the immune response* (2.ª ed., pp. 404-415). London: Academic Press, 2014.
- Svensson-Arvelund, J., J. Ernerudh, «Immunology of pregnancy» enG. Petroff (ed.), *Systems immunology: Methods and protocols* (pp. 201-214). New York, NY: Humana Press, 2018.

Epigenética: el rumbo invisible

Imaginemos que nos asomamos al futuro de lo que nos queda por vivir. De una forma aséptica, sin entrar en conflicto ni cambiar nada, vemos cómo ciertos rasgos, enfermedades o procesos crónicos nos debilitarán y someterán. Para mayor frustración, contemplamos que nuestra descendencia padece una historia natural muy similar. Y así, de generación en generación. Esa realidad es la que defendería un determinista genético. Podemos limitarnos a creerle, asumiendo que la historia ya está escrita, o rebelarnos y decidir que tenemos cierto poder sobre nuestros genes. Es en este punto donde aparece la epigenética, encargada de regular las modificaciones que se vayan a perpetuar en nuestro material genético. Es lo que observamos, por ejemplo, en gemelos idénticos, que, al ser expuestos a sucesos externos totalmente diferentes, criados en ambientes distintos o bajo condiciones ambientales opuestas, mostrarán diferencias importantes ante el riesgo de desarrollar enfermedades mentales, cáncer, demencia o enfermedades autoinmunes. ¿Y todo esto por qué sucede? ¿Cómo explicarlo?

Vamos a intentar ordenarlo de forma sencilla. Inicialmente, siempre deberá existir una susceptibilidad genética. Un ordenamiento invisible, presente desde el nacimiento y dado por nuestros progenitores.

Es bastante reconocida y conocida la existencia de una sombra, un recuerdo, un regalo que cuelga de nuestros antepasados y nos acompaña para el resto de nuestra vida y, probablemente, la de nuestros descendientes más cercanos. Así, entendemos de modo sencillo cómo transmitiremos el color de nuestros ojos o la forma de nuestra nariz, pero nos cuesta comprender cómo se transmite igualmente el riesgo de padecer un lupus eritematoso sistémico en los próximos cuarenta años. Como ves, no podemos quedarnos únicamente en la mirada hacia atrás para asegurar con certeza lo que acontecerá hacia delante. Esta susceptibilidad genética va a experimentar variaciones, mutaciones, reordenamiento de genes al ser compartidos. Las enfermedades autoinmunes (y cualquier vértice de nuestra salud) vienen determinadas por los diferentes genes que pueden activarse en un momento dado, o dejar de ser controlados en su expresión. Esto se debe a los mecanismos que tiene el organismo para jerarquizar qué genes son importantes, cuáles tenemos que leer y cuáles suprimir o obviar. Algunos de estos cambios pueden permanecer estables y transmitirse de generación en generación, mientras que otros llevarán al individuo (o a la especie) a la extinción. Ampliando este punto sabemos que, durante la historia de un grupo de individuos, existen hitos que van a tener un peso específico en la formación y expresión de nuevos genes. Por un lado, encontramos el concepto de cuello de botella genético, que ocurrirá cuando una población vea mermado su número de manera muy importante. Esto conllevará una disminución de la biodiversidad, siendo peligroso para enfrentar nuevos retos causados por el ambiente. Por otro lado, el efecto de las regiones reguladoras y la plasticidad genética. Esta característica va a venir dada por la existencia de partes del gen que no van a codificarse para ninguna proteína, sino que van a silenciar regiones del gen que puedan interpretarse como peligrosas (aunque también arbitrariamente). Todo ello desembocará en la plasticidad genética, que se define como la capacidad que vamos a tener para adaptar la expresión de nuestros genes en función de la presión del ambiente. Por último, la interacción genes-ambiente va a explicar el desarrollo de enfermedades autoinmunes, en parte por agentes externos no controlados (como la exposición a un tóxico) y en parte por nuestra acción (o inacción) a la hora de cuidarnos. En el ámbito de la autoinmunidad se han descrito algunos casos que engloban a la perfección genes y factor ambiental, como el caso del HLADQ2DQ8 y la presencia de gluten en la dieta, en el que aquellos individuos con una elevada susceptibilidad genética sufren mecanismos de inflamación después de consumirlo. Esta susceptibilidad puede desencadenar en un futuro una enfermedad autoinmune como la celiaquía. Otros ejemplos pueden ser la presencia del HLA-DRB1 y ser fumador, con lo que se aumenta el riesgo de padecer artritis reumatoidea, o alteraciones en los genes del NOD2 y disrupciones en la microbiota intestinal con el desarrollo de enfermedad de Crohn o colitis ulcerosa.

Toda esta información acumulada tendrá un impacto sobre nuestra descendencia y podrá ser modificada a través de la plasticidad transgeneracional. Esta se define como esa capacidad para introducir cambios (metilaciones del ADN, modificación de histonas o presencia de material genético no codificante). Así pues, se ha demostrado que tener riesgo cardiovascular antes del parto o una preeclampsia grave impactará en la salud cardiovascular del futuro lactante. Sirva esto de ejemplo para ilustrar cómo los cambios que se producen en nuestro genoma se trasladarán al futuro. Y es en ese futuro en el que debemos pensar cada vez que deseemos influir en nuestra autoinmunidad. Las generaciones futuras lo agradecerán.

- La epigenética habla de los diferentes cambios que se producirán en los genes sin alterar la secuencia del ADN.
- Estos cambios pueden ser muy variados, siendo la metilación del ADN y la modificación de histonas (proteínas que empaquetan el ADN) los más frecuentes.
- Dentro de los genes existen regiones reguladoras y diferentes mecanismos de plasticidad, todos influidos por el ambiente.
- La epigenética no solo nos va a predisponer a desarrollar o no una enfermedad concreta, sino también tendrá impacto en nuestra descendencia. Este concepto se conoce como «plasticidad transgeneracional».
- Estos cambios epigenéticos son fuente de investigación para poder detectar antes de que aparezcan algunas enfermedades autoinmunes o establecer un tratamiento preventivo.

LA PREGUNTA PARA NOTA → *¿Qué es un patrón de herencia mendeliano?*

Un patrón de herencia mendeliano se refiere a cómo van a transmitirse los diferentes genes desde padres y madres a hijos. Le debe su nombre al científico Gregor Mendel, quien lo describió en el siglo XIX. Las diferentes partes de un gen (alelos) se van a heredar de forma duplicada al venir de ambos progenitores. Se deberán poner en conjunción, y esto será capaz de traducir alguna proteína o ruta metabólica, lo cual vendrá determinado según su dominancia o recesividad. Cuando hablamos de un gen dominante lo que queremos decir es que la información que codifique ese alelo va a preponderar sobre el del otro progenitor para transmitir un rasgo concreto (por ejemplo, el color de los ojos o el riesgo de padecer una trombosis). Además de esto, existen otros matices como la penetrancia de un gen (la proporción de individuos que van a presentar una mutación), la segregación por gametos (la separación de genes que vienen de nuestros progenitores para recibir uno por cada progenitor) o la herencia ligada a los cromosomas sexuales (determinada por el sexo de la descendencia), que harán del intercambio genético una feliz y azarosa combinación.

 LA ANÉCDOTA → *Los genes que comemos*, del ilustre Daniel Ramón Vidal, experto biotecnólogo de los alimentos, fue un libro que me marcó durante mi adolescencia. Tuve el honor de poder estar con el profesor Ramón en sus laboratorios, donde me embebí de su espíritu crítico y pensamiento vanguardista. El libro nos habla de la realidad que se vivió en su momento con alimentos genéticamente modificados, los posibles beneficios ante la resistencia a plagas, el poder retirar pesticidas y poder hacer accesible muchos alimentos a lugares marcados por la hambruna. No obstante, se contextualizaban los riesgos y estudios realizados sobre epigenética y los cambios introducidos en alimentos, con especial foco en seguridad alimentaria y el impacto sobre el medio ambiente. Recuerdo con nostalgia que el doctor Ramón me comentó los retos a los que se enfrentaba (y enfrentaría) la comunidad científica para poder divulgar sobre los beneficios de la ingeniería genética en términos de alimentación, sanidad o desarrollo de nuevas biotecnologías. Ese abismo sigue estando ahí, haciendo equilibrios entre la ética y la genética, con la eterna promesa de un mundo mejor o, al menos, un mundo más sostenible e igualitario.

PARA SABER MÁS:

- Ramos, P. S., K. Shedden, A. Shendre et al., «Epigenome-wide association studies identify DNA methylation associated with kidney function», *Nature Communications*, 2017, n.º 8(1), p. 1286. doi:10.1038/s41467-017-01242-0
- Coit, P., A. H. Sawalha, «Epigenetics in the Pathogenesis of Systemic Lupus Erythematosus», *Current Opinion in Rheumatology*, 2013, n.º 25(5), pp. 569-576. doi:10.1097/BOR.0b013e328364289a
- Zhang, Y., X. Li et al., «DNA methylation landscape reflects the spatial organization of chromatin domains and predicts autoimmune disease genes», *Journal of Autoimmunity*, 2019, n.º 103, p.102287. doi:10.1016/j.jaut.2019.06.003
- Ramón, Daniel, *Los genes que comemos: la manipulación genética de los alimentos*, Algar libros S. L. U., 1999

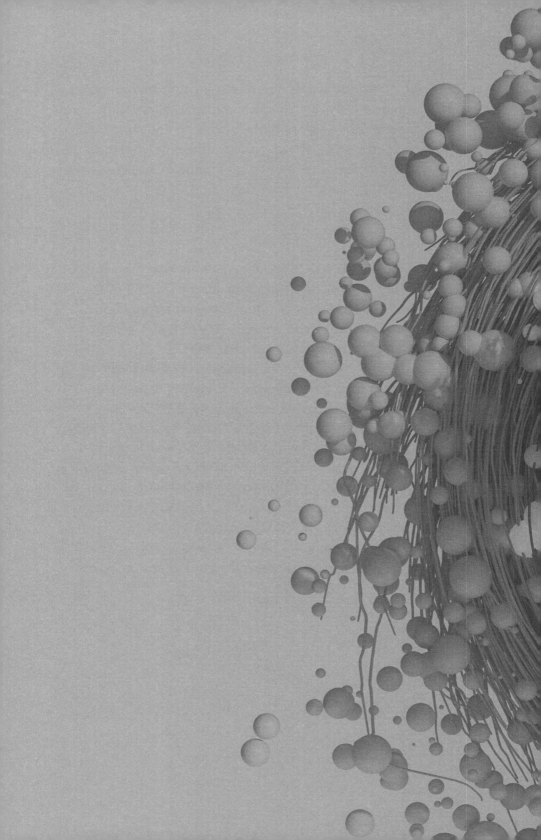

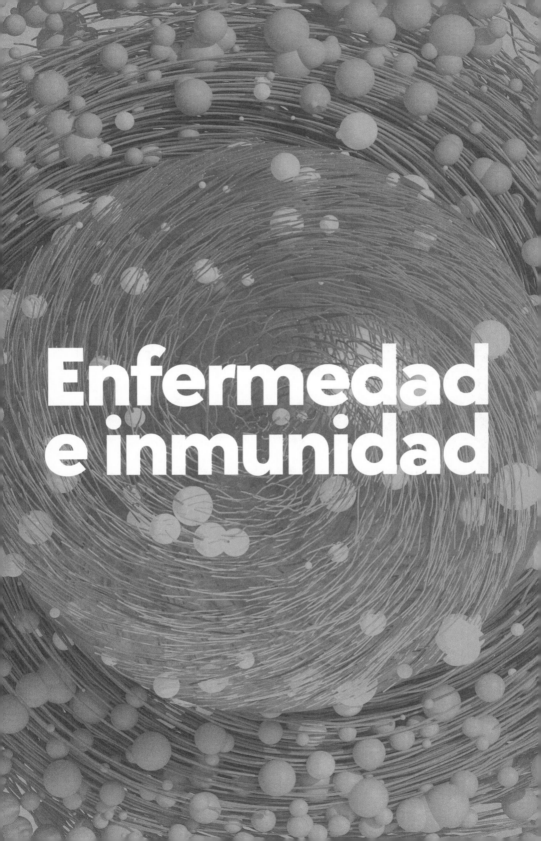

Enfermedad e inmunidad

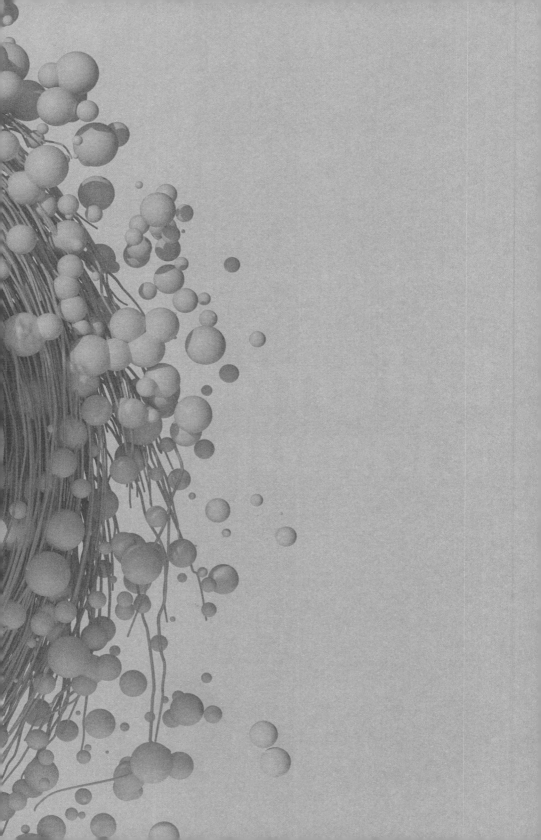

Autoinmunidad e inflamación

En nuestro camino por conocer nuestro sistema inmunológico, hemos observado todos sus beneficios sobre nuestra salud. Pero, como todo sistema vivo y adaptativo, tiene sus imperfecciones, y en ellas radican los fenómenos de autoinmunidad.

En el día a día de un médico que se dedica a enfermedades autoinmunes, existen situaciones complejas, pacientes que presentan un brote claro y otros que casi ni recuerdan cómo empezó el cuadro clínico. No obstante, la gran mayoría se deben a fluctuaciones discretas, imperceptibles. La perspectiva que da el tiempo y la llegada (¡por fin!) de la visión holística e integrativa de la medicina también a las enfermedades autoinmunes hacen que dejemos de hablar de una escala de grises. Un paciente con una enfermedad autoinmune, autoinflamatoria o simplemente crónica no vive su evolución clínica como *blanco o negro* ni se siente cómodo con definirla como una escala de grises. Se trata más bien de una roseta llena de matices, grises, colores pálidos y algunas aristas de intensidad. El haber aplicado este pensamiento al enfoque de los pacientes te hace sentir más pequeño y responsable. Es el primer paso para estar alineado con lo que necesita un paciente. Miremos las rosetas con optimismo orientándolas hacia un futuro soleado, lleno de reflejos y matices.

Volviendo al tema del capítulo en curso, huelga decir que sería injusto recordar a nuestras defensas con capacidad para dañarnos, a modo de silenciosas espías infiltradas, o directamente como una rebelión contra nuestro cuerpo. No obstante, los fenómenos de autoinmunidad bien pueden definirse de esta manera.

Cuando empiezan a producirse mecanismos de autoinmunidad, parte de los glóbulos blancos (nuestras defensas) van a cometer errores a la hora de escoger sus enemigos. De pronto, se inflama la piel, con una erupción de granitos y un picor incontrolable. O sientes rigidez en las articulaciones y observas que algunas se van hinchando, con enrojecimiento, calor y dolor local. También pueden aparecer lesiones en las mucosas (boca, intestino, ano, genitales) o caerse el cabello de forma irreversible, o incluso dañarse estructuras vitales como el corazón, los pulmones, los riñones o el sistema nervioso.

Todas estas manifestaciones, entre otras muchas, pueden, por tanto, ser secundarias a una acción coordinada y dirigida por parte del sistema inmune o pueden ser los daños colaterales de fenómenos inflamatorios producidos. Para entender mejor la autoinmunidad, tenemos que explicar el modelo de *double-hit insult*, uno de los más aceptados a la hora de comprender cómo nuestro organismo empieza a atacarse a sí mismo.

En un sujeto genéticamente predispuesto (por ejemplo, con antecedentes familiares de enfermedades autoinmunes) se expone al sistema inmune a un proceso estresante con un balanceo erróneo de los glóbulos blancos. En lugar de predominar mecanismos de regulación o supresión de la respuesta inmune, veremos una perpetuación de clones reactivos y agresivos. Esto puede ocurrir, o bien por consumir estas células (en infecciones graves, tratamientos farmacológicos tóxicos como algunos quimioterápicos), o bien por tener ya de base alguna inmunodeficiencia (sobre todo en casos de linfopenia crónica).

Estos glóbulos blancos reactivos que no hemos controlado pueden pasarse semanas circulando por el torrente sanguíneo, excitados, esperando volver a actuar. Es entonces cuando un segundo agente infeccioso, tóxico, un evento estresante, va a volver a estimular nuestro sistema inmune, de modo que sobreestimulará las células que previamente ya estaban excitadas. Se genera un descontrol inmunológico en el que todo lo que *se parezca* a nivel molecular al agente que debe ser neutralizado (bacterias, virus, tóxicos) podrá ser atacado. Se lucha contra las células de las articulaciones (sinoviocitos), células del recubrimiento de las mucosas o las células epiteliales de nuestra piel.

Es en este primer brote donde existe el lapso temporal de mayor riesgo para que se perpetúe y establezca la enfermedad autoinmune. Pero ¿cómo podemos evitarlo? La clave la tiene el control de la inflamación.

Hemos estado hablando de respuesta inmune sin conocer exactamente el vehículo a través del cual actúa. Esta inflamación es la clave para entender cómo funciona nuestro organismo, cuándo quiere defendernos o cuándo lo estamos agrediendo sin saberlo. En primer lugar vamos a diferenciar entre inflamación aguda e inflamación crónica.

a) Inflamación aguda

La inflamación aguda cumple una función eminentemente defensiva. Se trata de una respuesta automatizada y poco calibrada hacia una agresión a nuestro cuerpo. El origen latino de la palabra, *inflammatio*, que significa «prender fuego», ya es bastante explícito para entender qué va a suceder cuando se activa esta vía de respuesta rápida. Y siguiendo con nuestro símil incendiario, podemos explicar el fenómeno de la inflamación con diferentes fases, empezando por la fase de lesión, en la que una chispa desencadena un fuego sin control. Esto va a suceder cuando se lesione cualquiera de nuestras estructuras internas. (¿Tan agresivo es nuestro cuidado? Pues al parecer sí, probablemente justificado para mantenernos con vida en un entorno tan hostil como era el de nuestros antepasados... y el de las generaciones venideras). En esta fase de lesión, las llamas van a ir prendiendo las estructuras vecinas, propagando el fuego a favor del viento. Aparecerán inicialmente las células lesionadas, ya sean barreras epiteliales (piel) o células endoteliales (vasos sanguíneos). En este punto las células inmunológicas residentes en cualquier tejido lesionado empezarán a producir proteínas para inflamar o acelerar la reacción. Podemos imaginar que es como si se liberan bombonas de gasolina que aceleran la primera llama que surge. La siguiente fase es la vascular y se transportarán células de defensa al foco inflamatorio. Esto lo podríamos comparar con la llegada de los bomberos al edificio en llamas. Se escuchan sirenas de fondo mientras se dilatan los vasos implicados en la lesión. Se inunda de sangre el foco inflamatorio, pero también de plaquetas, proteínas de la coagulación, células defensivas y oxígeno. Supongo que ya habrás pensado que echar oxígeno a un fuego sin control puede ser controvertido, y no te equivocas. Después viene la fase celular, que se caracteriza por el aumento de permeabilidad de los vasos con la gran cantidad de células que irán apareciendo y saturando el foco inflamatorio. Se generará una reacción en cadena en la que las proteínas de la inflamación pueden hacer que continúe el daño inflamatorio o, por el contrario, empezar a controlar los daños colaterales. En este sentido, se van a reclutar a las diferentes especies celulares presentadoras de antígeno, las citotóxicas y las inmunomoduladoras. Estas células, a modo de bomberos de élite, entrarán en el edificio en llamas para ir eliminando a los pirómanos (los gérmenes) y apagando uno a uno los focos inflamatorios. Cada germen eliminado (o cada sección del edificio apagada y controlada) generará un estímulo para que aparezcan más células de defensa. En este momento se produce un aumento definitivo de la permeabilidad vascular, formando un líquido que transportará todo tipo de proteínas, células y nutrientes. Este caudal confluye en el lugar de la lesión, pero afecta secundariamente a todos los tejidos colindantes. Este es el motivo fundamental para controlar la inflamación y dejarla fluir solo cuando sea necesario. A partir de aquí, las células inmunes migrarán con facilidad a la zona inflamada y eliminarán de forma selectiva las diferentes amenazas. En este punto cualquier célula del sistema inmune puede estar involucrada, pero el peso de la respuesta sigue recayendo en los neutrófilos y macrófagos. Este exudado ayuda a aislar los patógenos para eliminarlos con eficacia, así como para limpiar los detritus que se hayan ido generando hasta formar el pus. Por ello, podríamos decir que la permeabilidad vascular sería comparable a la llegada del agua y la espuma a las zonas donde existieran llamas descontroladas o menos accesibles. Por último, se puede resolver la inflamación eliminando los patógenos destruidos y detritus celulares, similar a la llegada de los servicios de limpieza cuando ya se ha controlado el fuego.

Dicho esto, parece lógico pensar que la inflamación aguda es un proceso muy rápido y contundente. No obstante, el punto de excelencia no corre a cargo de la inmunidad innata, sino de la inmunidad adquirida. Hay que entender que, con células presentadoras de antígeno y los polimorfonucleares liberando citoquinas de forma descontrolada, lo único que conseguiríamos a medio plazo es degenerar todos los tejidos provocando cicatrices y atrofia. Así pues, la inmunidad adquirida irá apareciendo en las fases intermedias de la inflamación para controlar de manera más eficiente y selectiva el foco inflamatorio y los gérmenes invasores.

Podríamos decir, a modo de resumen, que nuestro sistema inmune es un pirómano con alma de bombero, o un bombero con aspiraciones a pirómano. Capaz de enfrentar esta dicotomía, la inmunidad innata avivará la llama y la inmunidad adquirida repartirá y controlará el fuego. Dicho esto, veremos cómo los linfocitos T reconocerán los antígenos presentados en las membranas de los macrófagos, activando a otros linfocitos T y B de forma secundaria y amplificando la respuesta inmune. En concreto, los linfocitos T helper (CD4+), que reciben este nombre porque *ayudan* al resto de las células del sistema inmune, serán los encargados de liberar proteínas inflamatorias para activar a muchas más células inmunológicas del entorno. Esta activación será en todo momento controlada, dirigida y orquestada con meticulosidad. Entonces, los linfocitos B activados por los linfocitos T evolucionarán a células plasmáticas, productoras de anticuerpos. Estos anticuerpos o inmunoglobulinas son, como ya sabemos, proteínas capaces de unirse a las proteínas extrañas o antígenos. Al realizar esta unión (antígeno-anticuerpo), se favorece la eliminación de los gérmenes mediante el sistema de fagocitos o la activación de la vía del complemento. El control final de la inflamación y su supresión se lleva a cabo a través de estos mismos linfocitos T. En concreto, los T helper y una subdivisión de linfocitos T conocidos como «T reguladores» producirán citoquinas que terminarán delimitando la respuesta inflamatoria. Estos linfocitos tienen la función de regular, modular la respuesta inmune para evitar la inflamación excesiva, a través de la liberación de citoquinas antiinflamatorias [interleucina-10 (IL-10) y factor de crecimiento transformante beta (TGF-β)]. Gracias a ello, se suprimirá la actividad de las células efectoras. Finalmente, esto desembocará en anergia inmune, es decir, la incapacidad de las células efectoras del sistema inmune para responder a los estímulos inflamatorios, disminuyendo de forma paulatina la inflamación residual o crónica. Ahora ya puedes imaginar quién es nuestro mejor aliado para controlar una enfermedad autoinmune o prevenir que aparezca: el linfocito T regulador.

b) Inflamación crónica

Una vez controlada (y, espero, entendida un poco más) la inflamación aguda, nos ponemos en la tesitura de comprender cómo recibimos tantos mensajes del tipo: «Disminuye tu inflamación», «Controla la inflamación crónica», «Haz esta dieta antiinflamatoria» o «Pon stop a la inflamación con "x"». ¿Qué es eso de la inflamación crónica? ¿Se trata acaso de una repetición de la inflamación aguda sostenida en el tiempo? No exactamente.

En este punto es cuando vamos a poder vincular finalmente los procesos inflamatorios crónicos con la genética y la predisposición a desarrollar enfermedades autoinmunes. Porque, ciertamente, la respuesta inflamatoria sostenida constituye el principal *booster* para que aparezcan enfermedades del sistema inmune o relacionadas con fenómenos de autoinflamación. Vamos a ilustrarlo con la imagen de un río y sus afluentes.

Como has ido viendo, diferentes afluentes fluyen hacia el gran caudal de inflamación sostenida que puede albergar el organismo. Esto viene dado inicialmente por la predisposición genética (en la actualidad ya se conoce una gran cantidad de genes implicados en enfermedades inflamatorias o sistémicas), la cual va a influir a lo largo de todo el curso vital, con interés específico en los primeros años de nuestra vida y en situaciones especiales como la inmunosupresión.

A partir de ahí, se generarán afluentes en forma de reacciones químicas, rutas metabólicas o aparición de autoanticuerpos. Con cierta desazón se puede observar cómo los procesos crónicos van a ir estableciendo y consolidando los cimientos de la futura enfermedad autoinmune o trastorno inflamatorio crónico. En cualquier caso, se trata de una situación debilitante para nuestro organismo, nacida de adaptaciones que el mismo organismo hizo para convivir con fenómenos inflamatorios y sus daños colaterales. Estos daños comprenden desde los secundarios a la lesión directa sobre tejidos colindantes, o que se produzca una cicatrización excesiva, o que a largo plazo aparezca un mayor riesgo de padecer cáncer, resistencia a la insulina, generación de autoanticuerpos o fenómenos de estrés oxidativo. Debido a esto, la inflamación crónica se puede entender como la generadora de diferentes conexiones que nutren a la enfermedad autoinmune. Y sobre esta inflamación hay que trabajar para revertir en la medida de lo posible esta deriva, mejorando nuestra salud y el pronóstico de los fenómenos de autoinmunidad.

PARA RECORDAR

- La autoinmunidad es un proceso patológico en el que se generan fenómenos de inflamación y formación de anticuerpos contra estructuras propias.
- La inflamación aguda cumple una función de defensa, regeneración de tejidos y eliminación de toxinas.
- La inflamación crónica provoca cambios en el sistema hormonal, metabólico e inmunológico, que

en muchas ocasiones retroalimentará esta misma inflamación.

- La inflamación crónica viene condicionada por factores genéticos, la presión del ambiente, el estado de la microbiota y el estilo de vida.

LA PREGUNTA PARA NOTA → *¿Sabes cómo funciona un anticuerpo?*

Los anticuerpos son proteínas producidas por las células plasmáticas (los linfocitos B que se han diferenciado en células productoras de anticuerpos). A ellos se unirán fragmentos de bacterias o de células infectadas por virus y los destruirán. Esto lo pueden hacer de diferentes maneras, a cada cual más elaborada. Podemos ver cómo recubrirán las superficies celulares de bacterias y virus mediante un proceso conocido como «opsonización». De esta manera, señalizarán a modo de miles de balizas luminosas el patógeno que debe ser atrapado por las células con capacidad para fagocitarlo (casi siempre los macrófagos). Otra forma de bloquear al enemigo es con la **neutralización**, que es un mecanismo muy específico de unión a regiones muy específicas de las bacterias o a tóxicos circulantes. También pueden hacer precipitar a los antígenos, circulando en forma soluble hasta que se encuentran con los antígenos y se precipitan en grandes redes de donde no pueden escapar los agentes patógenos. Otra manera muy creativa de neutralizar el peligro es a través de la **aglutinación**, es decir, uniones de varios antígenos y varios anticuerpos, y dar lugar así a otra red gigantesca, ya que cada antígeno se unirá asimismo a varios anticuerpos.

LA ANÉCDOTA → Durante nuestra vida vamos a exponernos en mayor o menor medida a que aparezcan anomalías en el sistema inmune, por lo que es muy importante detectarlas con la mayor precocidad y certeza posibles. En este punto, recuerdo con mucho cariño a una paciente a la que, tras una clínica de dolor articular inflamatorio y fatiga, se le realizó una analítica que mostró un panel de autoanticuerpos y marcadores inflamatorios devastador. La paciente recibió la noticia con una sonrisa: «Pues me iré a vivir a Cadaqués, que ya he trabajado suficiente en mi vida». Y allí se fue, con sus buenas dosis de meditación, paseos por la costa a la salida y puesta del sol y dieta mediterránea. Todo esto, sumado a la disminución significativa del grado de estrés, fue un cambio de paradigma de vida. Hoy en día, en alguna ocasión me muestra orgullosa sus análisis de control, todavía con una alta predisposición a la autoinmunidad, pero mucho mejor que los previos. Y más allá de los biomarcadores, nunca más ha vuelto a presentar una clínica cardinal de enfermedades autoinmunes.

Te pido disculpas por esta licencia que me he tomado, que tiene poco de científica y mucho de sentimental.

PARA SABER MÁS:

- Wang, L., F. S. Wang, M. E. Gershwin, «Human autoimmune diseases: a comprehensive update», *Journal of Internal Medicine,* 2015, n.º 278(4), pp. 369-395. doi:10.1111/joim.12395
- Varela, M. L., M. Mogildea, I. Moreno, A. Lopes, «Acute Inflammation and Metabolism», *Inflam-*

mation, 2018, n.º 41(4), pp. 1115-1127. doi:10.1007/s10753-018-0739-1

- Germolec, D. R., K. A. Shipkowski, R. P. Frawley, E. Evans, «Markers of Inflammation», *Methods in Molecular Biology*, 2018, n.º 1803, pp. 57-79. doi:10.1007/978-1-4939-8549-4_5
- Panigrahy, D., M. M. Gilligan, C. N. Serhan, K. Kashfi, «Resolution of inflammation: An organizing principle in biology and medicine», *Pharmacology & Therapeutics,* 2021, n.º 227, p. 107879. doi:10.1016/j.pharmthera.2021.107879

Inmunidad y cáncer: de la inmunovigilancia a la inmunoterapia

Uno de los aspectos más maravillosos y menos conocidos de nuestro sistema inmunológico es la labor silenciosa que realiza para protegernos del desarrollo de tumores.

Esta fantástica función se integra dentro de la inmunovigilancia que, como su nombre indica, consiste en establecer rutinas de comprobación de TODAS las células de nuestro organismo para destruir aquellas que se han transformado en células tumorales. Lo podríamos dividir en cinco etapas:

1. Detección por parte de una célula presentadora de antígeno de una célula potencialmente peligrosa para desarrollar un tumor. En el caso de la célula dendrítica, veremos cómo madurará y se llevará a la célula tumoral al ganglio más cercano (digamos que a pasar la noche en comisaría).

2. En el ganglio, la célula dendrítica presentará a los linfocitos T la célula sospechosa, que, después de ser interrogada, será eficazmente destruida.

3. Los linfocitos que habían sido expuestos a la célula tumoral en cuestión abandonarán en tropel el ganglio (¿No oyes las sirenas de los coches patrulla?) e irán al foco de proliferación del tumor.

4. Los linfocitos llegarán a la región donde están creciendo las células tumorales e implementarán todos los mecanismos de respuesta adquirida (ya sea mediada por anticuerpos o por células citotóxicas), que se aliarán con la inmunidad innata. Se formará una colaboración audaz entre la inmunidad innata y la adquirida, que luchará dentro del microambiente tumoral, fundamentalmente capitaneadas por las células *natural killer*.

5. La destrucción de las células tumorales en este foco inflamatorio expondrá masivamente fragmentos de estas células a las células dendríticas, que de nuevo lo captarán, reiniciando y amplificando cada vez más este proceso.

En condiciones normales, este proceso termina por *vacunarnos* de esa estirpe tumoral en concreto, eliminando de forma muy efectiva las futuras amenazas. No obstante, en ocasiones no se terminan de destruir todas las células cancerosas, y se llega a una fase de *equilibrio* entre las células tumorales que se producen y las que se destruyen. Este equilibrio suele venir dado por un debilitamiento del sistema inmunológico, sumado a una mayor predisposición genética o adquirida a desarrollar el cáncer. Se trata de un momento crucial para poder doblegar al tumor o sucumbir definitivamente a su crecimiento.

Si no somos capaces de fortalecer nuestra inmunidad y cambiar el ambiente de inflamación descontrolada (exposición a tóxicos, exceso de kilocalorías, falta de sueño y ausencia de reparación de mutaciones), el cáncer proseguirá con la inmunoedición desarrollando mecanismos de defensa ante el sistema inmune, que irá eliminando células susceptibles, pero dejando libres células resistentes. Se tratará de células peor diferenciadas, poco inmunogénicas, que pasarán desapercibidas para el sistema inmune. Estas células resistentes al control inmunológico van a protagonizar la fase de escape, en la que el sistema inmune ya no puede contener las células tumorales, que escaparán hacia el torrente sanguíneo e invadirán otros tejidos.

Como hemos visto anteriormente, cuando las células del tumor son reconocidas por las células dendríticas, son transportadas a los ganglios para terminar de procesarlas. Es por eso que, ante cuadros de cáncer diseminado, lo primero que vamos a ver afectados son los ganglios, por lo general, más cercanos al tumor original. Y cuando nuestro cuerpo ya no puede sostener el control, la ciencia avanza para ser capaz de copiar sus mecanismos de acción y eliminar cualquier neoplasia. Y aquí hablamos del apasionante nacimiento de la inmunoterapia.

La inmunoterapia es la ciencia que aumenta o restablece la función del sistema inmune para eliminar amenazas. Como ya sabes, también se fundamenta en un equilibrio entre favorecer la eliminación de células tumorales y generar por exceso células inmunológicas que podrían hacer aparecer fenómenos autoinflamatorios o de autoinmunidad.

A principios del siglo XX, se intentaba infectar los tumores para causar su necrosis y destrucción, aunque los riesgos de esta técnica superaban por mucho sus beneficios. Más adelante se infundió el conocido como factor de necrosis tumoral (TNF), moléculas proinflamatorias derivadas del mismo control inmune a los tumores, con el mismo fin de causar la necrosis masiva del tumor. Esta estrategia era mucho más dañina para el resto del organismo que el propio tumor. Paralelamente, también se observó cómo la vacuna para la tuberculosis tenía la capacidad de inducir inmunidad frente al tumor superficial de vejiga, aunque sin saber muy bien su funcionamiento. Hoy en día es sabido que la respuesta inmunitaria que se ejerce para eliminar el bacilo modificado de Calmette-Guérin (la vacuna de la tuberculosis) puede eliminar las células tumorales superficiales de la vejiga. Desde entonces, se han desarrollado vacunas para tratar el cáncer de próstata resistente a la terapia hormonal, un tipo de melanoma avanzado, y otras muchas se encuentran en desarrollo. Huelga decir que las vacunas para el virus del papiloma o para el virus de la hepatitis B tratan el cáncer desde la prevención a que se desarrollen de forma primaria.

No obstante, las vacunas no han mostrado hoy en día toda la versatilidad que se les imaginaba, y se ha impuesto el desarrollo de terapias más activas para la destrucción de células cancerosas, como pueden ser los anticuerpos monoclonales (entre ellos los *checkpoint* inhibidores) o las *CAR-T cells*.

Los anticuerpos monoclonales son proteínas de defensa que imitan a la perfección los anticuerpos propios. Se diseñan en un laboratorio contra un tipo específico de cáncer. Digamos que podemos copiar lo que ya sabemos que nuestro cuerpo es capaz de hacer para potenciarlo en la lucha contra un tumor concreto.

Veamos ejemplos de anticuerpos monoclonales usados en el tratamiento del cáncer:

- **Rituximab (Rituxan)®:** Tratamiento de linfoma y leucemia.
- **Trastuzumab (Herceptin)®:** Tratamiento de cáncer de mama, estómago.
- **HER2 o el Bevacizumab (Avastin)®:** Tratamiento de algunos tipos de cáncer de cerebro, riñón, colon y pulmón.

Por otro lado, dentro de los anticuerpos monoclonales encontramos una línea novedosa, los inhibidores de puntos de control inmunológico (*checkpoint inhibitors*). Estos anticuerpos, en lugar de atacar directamente una célula cancerosa, desbloquearán vías de control inmune o incidirán sobre alguna en concreto, potenciando así la respuesta de nuestras propias defensas. Conceptualmente es uno de los tratamientos más fáciles de entender. Si tenemos un sistema inmunológico que ha evolucionado para controlar las células cancerosas, ¿por qué no aprovecharlo? Es aquí donde al incidir sobre los puntos de control inmune (momento en el que las células cancerosas muchas veces logran no ser eliminadas), solo actuaríamos sobre un engranaje ya establecido y dispuesto para tal función. Te pongo un par de ejemplos de tratamientos con *checkpoint* inhibidores:

- **Pembrolizumab (Keytruda)®:** Actúa a través del bloqueo de una proteína llamada PD-1 que se encuentra en los linfocitos T, liberándoles para realizar una eliminación de células de tumores más agresiva. Esta PD-1 recibe su nombre por el acrónimo inglés de Programmed Death 1, que viene a ilustrar cómo es capaz de reducir o eliminar el número de linfocitos T a través de la muerte programada. Este mecanismo sería liberado temporalmente, otorgando una especie de *inmortalidad* a nuestros linfocitos mientras estemos bajo tratamiento. No obstante, la cara B de la moneda radica en que los linfocitos que estén menos controlados pueden llegar a dañar tejidos sanos, siendo el punto principal de estudio y perfeccionamiento de estos fármacos. Este tratamiento se ha usado en cánceres como: melanoma, cáncer de cuello, cáncer de cabeza, cáncer pulmonar.
- **Ipilimumab (Yervoy)®:** Bloquea la CTLA-4 (Cytotoxic T-Lymphocyte Antigen 4, o Antígeno 4 de Linfocito T

Citotóxico), otra proteína que regula la actividad de las células T. Al bloquear la CTLA-4, ipilimumab potencia la respuesta inmunitaria contra las células cancerosas. Se utiliza principalmente para tratar el melanoma, pero también se está investigando su uso en otros tipos de cáncer. La CTLA-4 se encuentra en la superficie de las células T y funciona como un *interruptor de apagado* para las células T. Este es el mecanismo que usan las células cancerosas para evitar ser destruidas, y es el mecanismo mediante el cual el fármaco evita que el tumor progrese.

PARA RECORDAR

- El sistema inmunológico es el encargado de controlar las células tumorales, por lo que una disfunción de este aumentará el riesgo de padecer cáncer.
- Las nuevas terapias de tratamiento del cáncer buscan potenciar esta función de control sobre los tumores copiando al sistema inmune. Esto es lo que conocemos como «inmunoterapia».
- La inmunoterapia todavía está en plena expansión, si bien ya se observan algunos efectos secundarios como la aparición en ciertos casos de procesos inflamatorios o autoinmunes secundarios por una hiperfunción del sistema inmunológico.
- En los próximos años el principal objetivo de este tipo de tratamientos será poder influir sobre cada estirpe celular de forma concreta y regular *a posteriori* la respuesta inflamatoria que se haya inducido.

LA PREGUNTA PARA NOTA → *¿Conoces las células CAR-T?*

Las terapias CAR-T (Chimeric Antigen Receptor T-cell) son una nueva inmunoterapia en desarrollo, de la que seguro has oído hablar, aunque quizá no lo sepas. Gracias a esta terapia se consigue modificar los linfocitos de una persona que padece un cáncer incurable para enseñarles a destruir únicamente las células cancerosas que escapan o son resistentes a las diferentes quimioterapias que se hayan ensayado. Estas células T (CAR-T), al ser modificadas genéticamente, podríamos decir que serán una terapia cien por cien personalizada, enfocada en el reconocimiento de antígenos específicos del tumor de esa persona en concreto. Estos receptores únicos y diferentes, producidos por los linfocitos creados en el laboratorio, serán capaces de detectar los antígenos que tiene cada tumor. De ahí el nombre *Chimeric Antigen Receptor* (CAR) de las células T (T-cell).

Algo maravilloso de lo cual los investigadores no estaban muy convencidos cuando se inició este tipo de terapia es cómo iban a interactuar estos linfocitos modificados genéticamente con el resto de los glóbulos blancos que ya tenía el paciente de base. Si bien es cierto que en los últimos años se están describiendo algunas reacciones de autoinmunidad por no poder controlar por completo estos linfocitos modificados, la gran mayoría genera una respuesta coordinada para eliminar el tumor. Y no solo eso, sino que son capaces de reclutar más células inmunológicas del propio individuo para terminar de destruir el tumor.

Otro aspecto sorprendente es cómo algunas de estas CAR-T pueden permanecer en el cuerpo durante años, protegiendo contra la recidiva del cáncer que eliminaron en un primer momento. Maravilloso. Estas terapias representan una nueva y prometedora forma de tratar el cáncer. Todo gracias al conocimiento desarrollado sobre el sistema inmunológico, nuestro principal aliado, siempre velando por nuestra salud.

LA ANÉCDOTA → Me gustaría aprovechar este espacio para hacer un reconocimiento a todos los investigadores que, a pesar de estar mal pagados, poco reconocidos y poco visibilizados, siguen su camino guiados por el rigor y el método científico. Cómo gracias a esta suerte de ángeles silenciosos hemos podido llevar el conocimiento al abismo de la inmunoterapia para tratar el cáncer o enfermedades autoinmunes, con el cambio de paradigma que ha comportado. El vértigo que puede invadirnos al pensar en cuántas mentes ávidas de conocimiento ponen a prueba sus ideas, las contrastan, las critican y las vuelven a replantear, solo puede llenarnos de esperanza. Si no has tenido la suerte de conocer a biólogos, bioquímicos, farmacéuticos y un largo etcétera de profesionales de laboratorio, créeme, estamos en buenas manos. Eso sí, la próxima vez que conozcas a alguno, ¡felicítale por su labor!

PARA SABER MÁS:

- Abbott, M., Y. Ustoyev, «Cancer and the Immune System: The History and Background of Immunotherapy», .*Seminars in Oncology Nursing*, octubre de 2019, n.º 35(5), p. 150923. doi:10.1016/j. soncn.2019.08.002. Epub 2019 Sep 13.PMID: 31526550

- Li, B., H. L. Chan, P. Chen, «Immune Checkpoint Inhibitors: Basics and Challenges», *Current Medicinal Chemistry*, 2019, n.º 26(17), pp. 3009-3025. doi:10.2174/0929867324666170804143706. PMID: 28782469

- Kwok, G., T. C. Yau, J. W. Chiu, E. Tse, Y. L. Kwong, «Pembrolizumab (Keytruda)», *Human Vaccines & Immunotherapeutics*, noviembre de 2016, n.º 12(11), pp. 2777-2789. doi:10.1080/21645515. 2016.1199310. Epub 11 de julio de 2016.PMID: 273 98650

- Olson et al., «Pembrolizumab Plus Ipilimumab Following Anti-PD-1/L1 Failure in Melanoma», *Journal of Clinical Oncology*, 20 de agosto de 2021, n.º 39(24), pp. 2647-2655. doi:10.1200/ JCO.21.00079. Epub 4 de mayo de 2021.PMID: 33 945288

- Ahmad, A., «CAR-T Cell Therapy», *International Journal of Molecular Sciences*, 17 de junio de 2020, n.º 21(12), p. 4303. doi:10.3390/ijms2112 4303.PMID: 32560285

Inmunidad e infección crónica

Siempre que nos exponemos por primera vez a un agente infeccioso, nuestro sistema inmunológico va a generar anticuerpos para neutralizar al invasor y para tener una memoria inmunológica ante futuros ataques. Es por ello por lo que en una infección aguda veremos cómo se elevan los anticuerpos IgM para, en un segundo término, adquirir, nunca mejor dicho, los anticuerpos IgG. En función del grado de activación que haya tenido que realizar el sistema inmune, esta memoria será más o menos sólida y duradera. No obstante, me gustaría resaltar la baja utilidad de ir monitorizando de forma sistemática los títulos de anticuerpos contra infecciones víricas crónicas (como los virus herpes, el citomegalovirus o el Epstein-Barr). Esto no está reñido con que en algún momento se determine si tenemos inmunidad permanente o no, sobre todo en condiciones especiales: futura inmunosupresión o bajada de defensas, embarazo o cuando se sospeche de infección aguda o reactivación. Y es en este punto donde radica el conflicto: no siempre podemos garantizar que el sistema inmunológico esté en un estado de suficiente integridad. Estos anticuerpos tienen una cinética influida por factores nutricionales, ambientales, por otras infecciones, por la toma de fármacos o, simplemente, por tener una evolución diferente en cada individuo.

La presencia de infecciones víricas en un sujeto inmunocompetente es un hecho inevitable. Esto se denomina «viroma», la colección de virus que van a formar parte de nosotros. Muchos de ellos podrán ser eliminados por completo y otros tantos quedarán incorporados en forma de infección latente o dormida. Sin embargo, una cantidad mucho mayor del material genético de los virus terminará incorporándose tanto al nuestro como al de nuestras mitocondrias, con lo que el viroma se terminará de completar y se enriquecerá a nivel evolutivo. Las principales características del viroma vienen dadas por la relación que establecen con nosotros.

— Si van a convivir con nosotros para el resto de su existencia (les somos necesarios para poder perpetuarse), lo lógico sería pensar que buscarán una simbiosis con nuestro organismo. A nivel individual, cuesta creer que esto suceda (en el imaginario colectivo un virus querrá eliminarnos), sabiendo además que lo que suele acontecer es una batalla constante contra nuestro sistema inmune. No obstante, a nivel colectivo, podríamos decir que los virus han ido incorporando algunas mutaciones muy interesantes en nuestro ADN que nos han ayudado a sobrevivir como especie.
— Nuestro sistema inmune va a tener que lidiar con esta invasión silenciosa, capaz de infectar cualquier célula. Después de esta infección puede replicarse hasta destruir la célula infectada, o simplemente integrarse en nuestro ADN para más adelante producir nuevos virus. Eso no tiene por qué ser malo necesariamente, dado que se ha visto como algunos virus pueden ayudar a eliminar bacterias resistentes, o incluso estar dentro de

los mecanismos de inmunomodulación ante una respuesta inflamatoria crónica exagerada. Forman parte integrante de los factores modificadores de nuestro código genético y pueden integrar mutaciones beneficiosas o, en otros casos, muy peligrosas para la salud.

– Además, los virus pueden infectar y eliminar ciertas bacterias, saneando así nuestra microbiota en condiciones ideales. También están involucrados en la transferencia horizontal de genes. Este punto es muy relevante, puesto que, si partimos de que nuestra mayor diversidad genética viene dada por ese órgano invisible, el microbioma, los virus son los encargados de hacerlo único y exclusivo de manera infinita. Como hemos mencionado anteriormente, son capaces de infectar bacterias y adquirir parte de su material genético. Al infectar otra bacteria, este material genético de la primera bacteria infectada pasará a la segunda generando una bacteria sustancialmente diferente. Si nuestra teoría de la evolución se basa en los cambios ejercidos por parte del ambiente hacia nuestros genes, imagina que a cada segundo se estuviera intercambiando ADN entre bacterias a modo de birlibirloque. Algo así como la evolución infinita.

Llegados a este punto, quizá debiéramos conocer los principales microorganismos con los que convivimos y a los que nos podemos llegar a enfrentar en algún momento:

- **Herpes simple** → Los herpes 1, 2, 6, 8 son los más frecuentes. Suele infectar la mucosa oral y genital. Cuando aparecen las vesículas (tanto en el labio como a nivel genital), pueden estar marcando un periodo de inmunosupresión relativa, normalmente en el contexto de otra infección intercurrente, la toma de medicamentos inmunosupresores o por estrés. En personas con las defensas muy bajas puede causar cuadros graves de infección esofágica, genital e, incluso, cerebral.

- **Tuberculosis** → Normalmente cursa como una infección pulmonar aguda, con tos y esputo sanguinolento. No obstante, puede quedar latente mucho tiempo y reactivarse cuando el sistema inmune se resiente. En estos casos puede dar cuadros más complejos de afectación ganglionar, ósea, intestinal, cutánea o cerebro espinal.

- **Herpes zóster** → Infección aguda en forma de varicela y, posteriormente, lesiones en la piel muy dolorosas siguiendo el recorrido de un nervio. Puede ser recidivante en función del estado inmunitario, las formas más graves presentarán afectación SNC.

- **Estreptococo spp** → Las diferentes familias de estreptococo se van a relacionar con amigdalitis de repetición, infecciones respiratorias, urogenitales. En el caso de la colonización a nivel orofaríngeo con elevación constante de autoanticuerpos para eliminar el estreptococo, se puede desarrollar la fiebre reumática.

- **Citomegalovirus (CMV)** → El CMV es un virus con distribución universal, afecta casi al 95 por ciento de la población. Se contagia por fluidos, ya sea vía sexual, sanguínea, canal del parto y, sí, la saliva también. Es uno de los dos agentes causales más comunes de la mononucleosis. La infección es especialmente grave si sucede durante el embarazo, ya que el 10 por ciento de los fetos afectos presentarán síntomas en el nacimiento. Es muy peligroso en pacientes inmunosuprimidos (afectos de cáncer bajo tratamiento con quimioterapia o personas con enfermedades autoinmunes y tratamiento inmunosupresor). Una vez adquirido, el virus persiste indefinidamente en los tejidos del hospedador. Si la respuesta de nuestros linfocitos T disminuye por algún tipo de inmunosupresión persistente o transitoria, se puede producir una reactivación. El diagnóstico se puede realizar con una analítica de sangre, donde se constata si tenemos anticuerpos contra el virus.

- **Virus Epstein-Barr (VEB)** → El famoso virus de la enfermedad del beso, bien conocido por su relación con enfermedades autoinmunes, cuadros de fatiga e, incluso, el desarrollo de algunas neoplasias. Se trata de otro herpesvirus que, como tal, es capaz de cronificar y acantonarse en los ganglios nerviosos (no confundir con los ganglios linfáticos), y aprovecha las debilidades de nuestro sistema inmune para reactivarse. Esta reactivación puede cursar de manera totalmente asintomática, o puede resultar en cuadros de fatiga, astenia o dolor generalizado. Pero ¿por qué puede reactivarse el VEB? Por varios factores, todos ellos relacionados con el sistema inmune: estados de inmunosupresión crónica (personas con tratamiento inmunosupresor), inflamación descontrolada que consuma nuestras defensas, agotamiento del sistema inmune o infecciones concomitantes.

- **Candidiasis** → Las cándidas son patógenos del género de los hongos, con forma de levadura, que recubren superficies mucosas habitualmente. De por sí no son peligrosas, pero en caso de inmunosupresión pueden provocar infecciones crónicas, como la vaginitis de repetición y las infecciones de orina.

- **VIH/sida** → El virus del sida es un retrovirus capaz de integrarse en nuestro ADN e infectar a las células de defensa de nuestro organismo. Concretamente afectará a los linfocitos T helper (los que coordinan la respuesta inmune), decapitando desde arriba la coordinación de nuestras defensas.

- **Virus de la hepatitis** → Virus con predilección por el hígado (hay cinco subtipos: A, B, C, D, E). Su infección puede causar la inflamación sostenida de este órgano y provocar en último término cirrosis e insuficiencia hepática. La hepatitis A y E suelen cursar de forma aguda, con distintos niveles de gravedad. La hepatitis D necesita la coinfección por el virus de la hepatitis B. Los que cronificarán serán tanto el virus C como el B. El virus de la hepatitis C era clásicamente el más grave por las dificultades que presentaba su control y tratamiento, y su relación con la aparición de cáncer hepático. Actualmente, existe un tratamiento curativo para la enfermedad, lo cual ha cambiado el paradigma para los pacientes que padecen esta infección.

- **Enfermedades de transmisión sexual** → *Chlamydia trachomatis, Ureaplasma, Gardnerella vaginalis, Neisseria gonorrhoeae*. Causantes de síntomas a nivel genitoruinario. Se las relacionará con problemas de fertilidad y enfermedad inflamatoria pélvica (ya sea aguda o crónica).
- **Infecciones urinarias** → La cistitis crónica o la prostatitis crónica pueden estar dentro del espectro de las infecciones del tracto urinario de repetición. Esto suele suceder por problemas para controlar el biofilm bacteriano a nivel del tracto urinario superior, ya sea por cuestiones de vaciamiento de orina o por tener bacterias resistentes a antibióticos convencionales, después de haber hecho tandas de antibióticos de forma continuada.
- **Bronquiectasias infectadas** → Los pacientes con bronquitis crónica, asma o problemas pulmonares pueden tener dificultades para eliminar el moco, con lo que se genera un caldo de cultivo en el que aparecerán gérmenes resistentes, difíciles de erradicar de los bronquios.
- **Enfermedad de Lyme** → Causada por la bacteria *Borrelia burgdorferi*, tras la picadura de una garrapata infectada (del género Ixodes). Es más habitual en Norteamérica, la región atlántica de Canadá o Centroeuropa, pero igualmente tiene una distribución universal.

PARA RECORDAR

- Las infecciones crónicas son comunes, pero no por ello hemos de obviarlas o minimizar su importancia.

- Los principales agentes infecciosos que cronificarán son los virus herpes por su capacidad de quedar latentes en los ganglios nerviosos.

- Las infecciones crónicas se pueden relacionar con la presencia de cuadros de inflamación crónica, debilitamiento del sistema inmune y génesis de enfermedades autoinmunes.

- El uso indiscriminado de antibióticos seleccionará a las bacterias, quedando aquellas resistentes a antibióticos, mucho más difíciles de erradicar.

- Algunas infecciones pueden ser detectadas por la existencia de anticuerpos frente a los microorganismos, pero muchas otras solo se podrán identificar mediante la determinación de la PCR del microorganismo en cuestión (esto es más caro y su uso está limitado a una elevada sospecha clínica).

LA PREGUNTA PARA NOTA → *¿Conoces el biofilm bacteriano? ¿Sabes cómo se relaciona con las infecciones crónicas?*

Los biofilms bacterianos están compuestos por diferentes especies bacterianas, jerarquizadas, depositadas sobre una superficie celular (generalmente una mucosa), en la cual se establecerán en distintas capas. Quedarán ancladas a la matriz extracelular a modo de ancla, siendo una de las estructuras vivas más sólidas que se conoce. Se pueden adherir a otras estructuras no vivas, como pueden ser los catéteres intravenosos, las sondas vesicales o las prótesis articulares. A medida que un biofilm bacteriano se desarrolla, se pueden distinguir cinco capas principales, que podríamos comparar con las capas de una pared de hormigón, bien estructurada y difícil de penetrar:

1. **Capa inicial**: se forma de las diferentes bacterias plactónicas (las que circulan libremente por la sangre periférica) que llegan a una superficie celular desnuda. Normalmente se establecerán en lugares donde ha habido algún fenómeno inflamatorio que ha eliminado la flora habitual autóctona. Se establecerán y dispondrán su glicocáliz (pequeñas antenas formadas por oligosacáridos) a modo de cemento para que se vayan estableciendo el resto de las bacterias patógenas.

2. **Capa de adhesión**: aquí se secretarán cantidades ingentes de esta matriz extracelular, formada por una pegajosa matriz de polisacáridos, proteínas y ADN. Esta matriz se asemejaría a los bloques de hormigón que quedan adheridos al cemento y proporcionan solidez a nuestra estructura viva.

3. **Capa de proliferación**: las bacterias se irán reproduciendo, expandiendo el biofilm en espesor y longitud. A base de ir acumulando capas de bacterias, cada vez se hará más denso y generará un muro infranqueable.

4. **Capa de madurez:** es la capa más superficial, que certifica el desarrollo pleno del biofilm en su forma tridimensional. Se formarán diferentes canales internos, colonias y estructuras verticales. Sería la capa más exterior de un muro de hormigón.

5. **Capa de dispersión**: esta capa está en continuo crecimiento y remodelación. De ella saldrán las bacterias encargadas de establecer y fundar

nuevos biofilms en otras localizaciones. Son las bacterias plactónicas y podrán viajar por el plasma sanguíneo hasta encontrar otro asentamiento.

ESTRUCTURA DEL BIOFILM

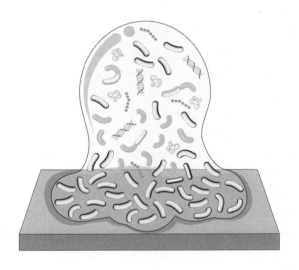

bacterias comensales	bacterias patógenas	transferencia entre bacterias	proteínas	polisacáridos	material genético extracelular

 LA ANÉCDOTA → Te voy a contar una situación realmente divertida (o así lo vivimos el paciente y yo) en relación con una infección crónica. Discúlpame si relaja el tono del manuscrito, pero no sé explicarlo de otra forma.

Yo era un médico recién salido de la Facultad de Medicina de Valencia y del complejo Hospitalario Pontchaillu de Rennes, y me enfrentaba a mis primeras guardias de urgencias.

Hice mi residencia en Manresa, donde se habla una variante dialectal del catalán bastante cerrada. Ello implicaba un nuevo reto ante palabras autóctonas que nunca antes había escuchado. Así pues, un día de verano como otro, atendí a un paciente mayor (recuerdo que superaba los ochenta años) que padecía dolor de cabeza, febrícula y debilidad. Mi primer pensamiento fue que se debía a las causas comunes, o sea, un simple resfriado o más raramente una sinusitis. No obstante, mi *emoción* pasó a ser excitación cuando el paciente dijo que tenía «caparra». En Valencia, lugar donde me crie, «caparra» significa «garrapata». El paciente insistía en que tenía caparra en la cabeza. Y yo, dispuesto a librarle de una rickettsiosis grave, haciendo un diagnóstico brillante, buscaba insistentemente una garrapata en el cuero cabelludo del señor (por suerte, debido a la edad, su pelo escaseaba). Con ahínco observé el canal auditivo externo, exploré adenopatías locorregionales y, finalmente, busqué por tórax y axilas, por si la garrapata había migrado a algún otro lugar. En este punto el paciente me preguntó qué estaba buscando, a lo cual aduje que una picadura de garrapata podía explicar sus síntomas. Cierto es que no insistí en la búsqueda al ver al paciente bastante confuso, y proseguí con los exámenes convencionales. El diagnóstico fue de sinusitis. Antes de salir de la consulta, le dije al paciente que era muy importante que, si veía una caparra por su cuerpo, no la arrancara y fuera al médico. Y ahí se descubrió felizmente el *lost in translation*, regalándonos unos instantes de complicidad y tonta felicidad tanto a mí como al paciente con «caparra».

PARA SABER MÁS:

- Liang, G., F. D. Bushman, «The human virome: assembly, composition and host interactions», *Nature Reviews Microbiology*, agosto de 2021, n.º19(8), pp. 514-527. doi:10.1038/s41579-021-00536-5. Epub 2021 Mar 30.

- Jamal, M., W. Ahmad, S. Andleeb, F. Jalil, M. Imran, M. A. Nawaz, T. Hussain, M. Ali, M. Rafiq, M. A. Kamil, «Bacterial biofilm and associated infections», *Journal of the Chinese Medical Association*, enero de 2018, n.º 81(1), pp. 7-11. doi:10.1016/j.jcma.2017.07.012. Epub 2017 Oct 15.

- Godkin, A., K. A. Smith, «Chronic infections with viruses or parasites: breaking bad to make good», *Immunology*, abril de 2017, n.º 150(4), pp. 389-396. doi:10.1111/imm.12703. Epub 19 de enero de 2017.

- Wood, S. J., T. M. Kuzel, S. H. Shafikhani, «*Pseudomonas aeruginosa*: Infections, Animal Modeling, and Therapeutics». *Cells*, 3 de enero de 2023, n.º 12(1), p. 199. doi:10.3390/cells12010199.

- Abedon, S. T., «Use of phage therapy to treat long-standing, persistent, or chronic bacterial infections», *Advanced Drug Delivery Reviews*, mayo de 2019, n.º 145, pp. 18-39. doi:10.1016/j.addr.2018.06.018. Epub 2018 Jul 3.

Dolor crónico

El dolor crónico puede presentarse en cualquier etapa de la vida, pero por lo general va a ser una consecuencia directa de fenómenos inflamatorios o degenerativos no resueltos. Por definición debe durar más de tres meses y es típico de enfermedades autoinmunes, y más aún de la encefalomielitis miálgica (conocida también como «fibromialgia»).

Otras entidades relacionadas que vamos a encontrar con frecuencia son el dolor pélvico, la disfunción temporomandibular, la lumbalgia crónica, la artrosis y el dolor neuropático.

Recientemente, en 2020, la IASP revisó su definición: «El dolor es una experiencia sensorial y emocional desagradable asociada o similar a la asociada con daño tisular real o potencial». Así pues, se desprende que puede estar influido por factores biológicos, psicológicos y sociales. Va más allá de la *sensación* subjetiva y se integra en una experiencia vital, que deberá ser respetada siempre que se manifieste.

En España, una de cada tres personas tiene algún padecimiento doloroso; de ellas, una de cada diez lo tendrá de forma crónica.

Antes de continuar con nuestro sistema inmune, vamos a repasar los mecanismos por los que percibimos dolor y qué significa esto a nivel fisiológico y evolutivo. Entendiendo el dolor como una experiencia compleja, muy personal y difícil de estandarizar, podemos observar algunas vías habituales en las que el denominador común es detectar estímulos dañinos que vayan a lesionar al cuerpo. Así pues, antes de que aparezca el dolor nuestro cuerpo es capaz de predecir el nivel que va a tener el daño recibido. Gracias a esto, se activan receptores de dolor de forma preventiva para poder reaccionar a ello. Puede suceder en situaciones climáticas extremas o ante un eventual traumatismo grave. Aparece también cuando se evidencia una lesión, un sangrado, un esfuerzo físico lesivo o una situación emocional muy estresante. En segundo lugar, se activan los receptores del dolor en los tejidos periféricos. Estos receptores envían señales al sistema nervioso central para alertar sobre el estímulo nocivo. Al poder detectar estas señales, nuestro cuerpo se va a preparar para esquivar o minimizar el dolor. Finalmente, cuando se recibe el estímulo doloroso, va a viajar desde los nervios periféricos hacia los centros de procesamiento de información del cerebro. Viajará por nervios conocidos como sensitivos (fibras nerviosas especializadas, llamadas fibras Aδ y fibras C), entrará por el ganglio raquídeo en la médula espinal, donde transcurrirá por tractos nerviosos ascendentes (imagina un cableado que confluye en grandes cables), hasta llegar al centro de integración del dolor. El tálamo, una estructura situada en el centro del cerebro, será uno de los protagonistas en dirigir las diferentes señales de entrada, enrutarla y modularla hacia los centros del dolor. A partir de ahí, la información irá hacia la corteza somatosensorial y la corteza cingulada anterior, involucradas en procesar el dolor. El cerebro tratará toda la información aferente (la que entra) para modular la respuesta eferente (la que sale), normalmente a través de centros somáticos o de movimiento, para escapar del dolor o mejorar la situación dolorosa. En ese momento nuestro cerebro activará sistemas de analgesia (calmantes del dolor endógenos) para disminuir el dolor. Se liberarán neurotransmisores como las endorfinas y la serotonina, que viajarán hacia el cuerpo para calmar el estímulo doloroso.

Pues bien, nuestro sistema inmunológico está directamente intrincado en la génesis y el mantenimiento del dolor crónico por una serie de mecanismos e interacciones entre las neuronas sensoriales y la glía (las células inmunológicas del cerebro) y otras células que pueden estar tapizando la barrera hematoencefálica (la barrera entre las estructuras cerebrales y la sangre periférica), teoría fundamental en la aparición de enfermedades autoinmunes del sistema nervioso (como, por ejemplo, en la interacción con las células *natural killer* y su relación con la esclerosis múltiple). Otra interacción relevante es cómo las neuronas sensoriales van a polarizar a los macrófagos hacia su vertiente activa proinflamatoria. En ese momento todas las citoquinas inflamatorias aumentarán la excitabilidad de las neuronas sensoriales, lo cual las va a hacer reaccionar de forma exagerada. Así pues, el dolor será amplificado por una inflamación descontrolada o un sistema inmune hiperactivo. Este punto será clave, dado que el lugar de tránsito donde se concentran las señales nerviosas dolorosas (el ganglio dorsal) será infiltrado por linfocitos T, que perpetuarán la inflamación a nivel local. Esto disminuirá el umbral del dolor sensibilizando por conexión directa a través de neurotransmisores con las células de defensa del sistema nervioso central. Unas células de la glía con predisposición a la inflamación seguirán interactuando con neuronas sensoriales aunque se haya terminado el estímulo doloroso inicial. Además, esta inflamación sistémica hará que se acumulen proteínas inflamatorias consumiéndose neurotransmisores protectores. Para esta perpetuación del dolor no existe una explicación lógica o adaptativa. Se puede teorizar con que el organismo, inflamado sin razón, exprese a través del dolor la necesidad de ser escuchado y curado, en lugar de hacer oídos sordos al dolor y continuar.

Todo ello se relacionará a medio y largo plazo con un dolor cuya causa es difícil de encontrar y tratar. Aparecerán, asimismo, situaciones paralelas como la génesis de enfermedades autoinmunes o la progresión de procesos neurodegenerativos.

Sinceramente, merece la pena cuidar el sistema inmunológico, de cara a que su actividad poco regulada pueda afectar a algo tan sensible como el sistema nervioso central y periférico, muchas veces de forma irreversible.

PARA RECORDAR

- El dolor es un sistema de señalización fundamental para detectar el foco inflamatorio y buscar la manera de controlarlo externamente.
- El dolor agudo genera activación de mecanismos neurohumorales capaces de protegernos de un estímulo externo o interno amenazante.
- El dolor agudo tiene bien definido el tiempo de actuación acoplado a la respuesta inflamatoria aguda, capaz de solucionar en paralelo los daños que se hayan producido.
- El dolor crónico, sin embargo, induce respuestas de retroalimentación con el estímulo inflamatorio para perpetuar así su presencia y función.
- El sistema inmunológico está integrado en el mantenimiento o delimitación de ese dolor sostenido, gracias a su presencia en el sistema nervioso periférico y a nivel central.

LA PREGUNTA PARA NOTA → *¿Sabes qué es un neurotransmisor?*

Hemos estado usando este concepto en el texto anterior y, para terminar de asentar conocimientos, quizá podamos hablar un poco más de estos mensajeros químicos.

Los neurotransmisores son sustancias que aparecerán entre neuronas, o en su comunicación con células musculares, para establecer conexiones de excitación o inhibición. Podemos encontrarlos en la base del funcionamiento del movimiento o en el proceso de memoria o aprendizaje. Ese diálogo entre neuronas se conoce como «sinapsis», y entre ellas existirá un espacio virtual, el espacio intersináptico. En ese espacio los neurotransmisores se acumularán y bloquearán tanto receptores de activación como de inhibición para poder dar, en suma, una señal firme en un sentido u otro. Es importante que sepas que estos neurotransmisores van a venir influidos por la toma de fármacos innecesarios, por la alimentación deficiente o por consumir drogas sintéticas. Estas situaciones evitables pueden generar problemas de bloqueo sináptico que afecten a la transmisión del impulso nervioso y el control del dolor.

LA ANÉCDOTA → Por alguna razón desconocida, se ha idealizado el hecho de soportar el dolor, contemplándolo como algo respetable y digno de admiración. Esta falsedad viene dada por la presencia del dolor en el arte, por cómo diferentes culturas lo valoran como una virtud. En muchas religiones, incluso, el dolor se interpreta como una redención, un crecimiento espiritual. Nada más lejos de la realidad. Muy a nuestro pesar seguimos teniendo creencias y automatismos medievales.

El dolor ha tenido (y tiene) un significado evolutivo. Es una señal de alarma, un marcador intermitente al que atender, entender e intentar yugular. El dolor nos ofrece una oportunidad para aprender y no cometer nuevos errores. Nuestra autocomplacencia lo puede hacer más importante de lo que realmente es: una oportunidad para responder de forma adaptativa a las amenazas y trasladar este conocimiento a nuestra descendencia y congéneres.

PARA SABER MÁS:

- Fitzcharles, M. A., S. P. Cohen, D. J. Clauw, G. Littlejohn, C. Usui, W. Häuser, «Nociplastic pain: Towards an understanding of prevalent pain conditions», *Lancet*, 2021, n.º 397 (10289), pp. 2098-2110. doi:10.1016/S0140-6736(21) 00392-5
- Jin, J., J. Guo, H. Cai, C. Zhao, H. Wang, Z. Liu et al., «M2-Like microglia polarization attenuates neuropathic pain associated with alzheimer's disease», *Journal of Alzheimer's Disease*, 2020, n.º 76 (4), pp. 1255-1265. doi:10.3233/JAD-200 099.
- Sanmarco, L. M., C. M. Polonio, M. A. Wheeler, F. J. Quintana, «Functional immune cell-astrocyte interactions», *Journal of Experimenta Medicine*, 2021, n.º 218 (9), e20202715. doi:10.1084/jem.20 202715.

Inmunoalergia

La alergia es una respuesta exagerada y desproporcionada del sistema inmunológico cuando se expone a una sustancia conocida como «alérgeno». Esta respuesta inmune tiene como fin neutralizar la amenaza, encontrando en la respuesta alérgica un desequilibrio entre el grado de activación y el de finalización de la respuesta. A esta reacción desmesurada la llamaremos «alérgica» y podrá tener consecuencias muy graves para quien la padece. Para ilustrarla, podemos poner un ejemplo práctico, como lo que sucedería al exponer a un sujeto predispuesto al veneno de una abeja.

La picadura del insecto generará una reacción inicialmente local, en el lugar donde se haya producido. Ese primer foco inflamatorio se comportará durante unos segundos como en cualquier otra situación. Se producirá un aflujo de mediadores inflamatorios y de células del sistema inmune para neutralizar los tóxicos y agentes infecciosos que hayan podido entrar a través del aguijón. En ese diálogo con el sistema inmune podría contenerse fácilmente el efecto del veneno, los gérmenes contaminantes que aprovechen la brecha en la piel, o incluso aquellos que se introducen desde el tubo digestivo de la abeja. De hecho, en individuos no alérgicos se pueden soportar bien hasta veinticinco picaduras de avispa o abeja, corriendo más riesgo si son cincuenta picaduras y letal entre cien y quinientas (en función del peso). Sin embargo, si quien recibe la picadura es alérgico, solamente será necesaria una única abeja para poner en riesgo su vida.

Volvemos a nuestra ficción, repasando qué sucederá en una primera picadura y en la exposición posterior. En ese momento, el aguijón introduce sustancias para degradar la matriz celular, proteínas inflamatorias y fundamentalmente melitina (del griego μέλιττα, «abeja») componente fundamental del veneno. En el caso del sujeto predispuesto a tener alergia, su sistema inmune va a identificar estas proteínas como sustancias extrañas y va a querer neutralizarlas. Estas proteínas serán capturadas por las células dendríticas que harán su papel, es decir, presentar el antígeno a los linfocitos T helper CD4+. A partir de este momento los linfocitos se diferenciarán en Th2 (y aquí está el primer paso para generar la alergia), volviéndose predominantes. Estos linfocitos Th2 son los principales encargados de ciclar y amplificar la reacción alérgica a través del estímulo a linfocitos B, que evolucionarán a células plasmáticas capaces de producir los anticuerpos típicos de la alergia, conocidos como «inmunoglobulina E» (IgE). Todas estas IgE producidas se unirán a la superficie de mastocitos y basófilos (leucocitos cargados de gránulos), enganchándose a su membrana. Estas células quedarán en estos momentos sensibilizadas ante futuras exposiciones. En casi todos los casos, la primera exposición se autolimitará a un enrojecimiento puntual. Es ante la nueva exposición cuando el veneno se unirá directamente a estos IgE en la superficie de los mastocitos y basófilos, lo que desencadena que se abran en canal y liberen todos sus gránulos de forma masiva a nivel local y al torrente sanguíneo. Estos gránulos poseen sustancias proinflamatorias, como la histamina o los leucotrienos, que aumentan exageradamente la inflamación, tanto local como en todo el cuerpo. Los efectos locales de la histamina comprenden la vasodilatación con incremento del flujo sanguíneo, así como la permeabilidad capilar (abriéndo-

ENFERMEDAD E INMUNIDAD

se las uniones de los vasos sanguíneos y aumentando el aflujo de todas las sustancias y células proinflamatorias). Ese flujo sanguíneo, junto con la contracción de la musculatura lisa, hará que se genere un habón (hinchazón) para contener y destruir la infección o agresión causada. La liberación de todas las citoquinas de manera exagerada al torrente sanguíneo atraerá, primero, eosinófilos y neutrófilos y, luego, el resto de los actores de la inflamación. Esto amplificará la respuesta inmune, estableciéndose una cascada inflamatoria que difícilmente podrá yugularse con las medidas convencionales. Cuando la liberación de sustancias proinflamatorias es indiscriminada, se terminarán afectando diferentes órganos, con lo que producirá una inflamación en la vía aérea, con la consiguiente dificultad para respirar, o trastornos del ritmo cardiaco con el riesgo de fallo del corazón. Esta situación amenazante para la vida se conoce como «shock anafiláctico» (afectación de más de dos sistemas en una reacción alérgica grave).

TIPOS DE ANTICUERPOS

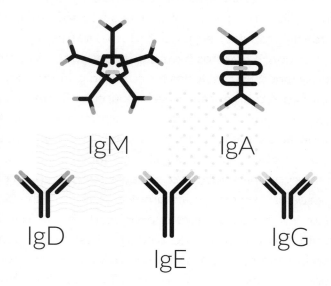

IgM   IgA

IgD

IgE

IgG

Es importante reconocer que no todos los estímulos alérgicos pueden inducir a una situación tan grave y amenazante como el shock. De hecho, la gran mayoría se traducirán en una pequeña inflamación de fondo, sostenida, que también puede estar involucrada en la génesis de procesos de autoinmunidad o perpetuación de inflamación crónica. Vamos a repasar los principales alérgenos, con un porcentaje aproximado de cómo pueden afectar en mayor o menor medida a la población en general.

Los principales protagonistas sin lugar a dudas van a ser los ácaros del polvo. Seguro que estos pequeños artrópodos, habitantes comunes de nuestros hogares, pasarán desapercibidos a simple vista. No obstante, los vamos a detectar cuando presentamos un mayor o menor lagrimeo o moqueo, consecuencia de la reacción de nuestras mucosas a su presencia. Prosperan en ambientes cálidos (sofá, alfombra, ropa de cama...), mal ventilados y húmedos. El ritmo de vida actual nos ha llevado a ciclos cortos de lavado, secadoras, acumulación de objetos, con el consiguiente acúmulo de polvo y ácaros. Por poner un ejemplo, en un colchón que no se haya cambiado en varios años se pueden acumular varios millones de ácaros. Podríamos decir que hasta el 70 por ciento de los síntomas alérgicos leves o moderados (tos, estornudo, conjuntivitis, rinitis, dermatitis...) es provocado por las proteínas de los ácaros, principalmente por sus excrementos. Para eliminarlos, es recomendable:

- Lavar tanto la ropa de cama como las cortinas y alfombras a altas temperaturas (como mínimo 60 ºC).
- Aspirar con regularidad (puedes utilizar una aspiradora equipada con filtro HEPA).
- Ventilar el espacio para secar las áreas donde se esconden los ácaros.
- Dejar entrar el máximo tiempo luz natural, con el mismo objetivo de secar la habitación. También tender la ropa

en un lugar con sol directo, ya que los ácaros son sensibles a la desecación y a las altas temperaturas.

- Mantener el ambiente con una humedad relativa inferior al 50 por ciento, lo cual dificultará la supervivencia y reproducción estos artrópodos.
- Usar fundas antiácaros para colchones y almohadas.

Pero no todo termina con el control del polvo, dado que el ambiente contiene muchos otros alérgenos, como puede ser el polen de plantas y árboles (causantes del 15-20 por ciento de las alergias ambientales), el moho o el pelo de las mascotas.

Mucho más infrecuente, aunque, por lo general, las reacciones son más graves, es la aparición de alergia a proteínas de ciertos alimentos (por ejemplo, la LTP de la piel de frutas y verduras), productos químicos de perfumes y detergentes, o metales utilizados en joyería (oro, plata, níquel, cromo, etc.). Normalmente, las alergias alimentarias, las alergias a medicamentos (tanto ingeridos como endovenosos) y los venenos suelen ser las de mayor gravedad debido a que el alérgeno entra en mayor concentración en el torrente sanguíneo. Es importante conocer que también existe un mecanismo de potenciación de la reacción alérgica, como es la presencia de cofactores (factores que empeorarán la reacción), tales como el ejercicio físico, haber consumido alcohol o tener un cuadro vírico intercurrente.

Después de leer esto, hemos de ser conscientes de que actualmente existe un problema en el mundo desarrollado con el incremento de alergias y fenómenos inflamatorios e inmunológicos secundarios.

PARA RECORDAR

- La alergia es un tipo de reacción inflamatoria exagerada, llevada a cabo por mastocitos y la liberación de anticuerpos tipo IgE.
- En un primer momento se debe producir una sensibilización contra el alérgeno para que una persona desarrolle de forma crónica esa alergia.
- Parte del tratamiento y erradicación de una alergia consistirá en desensibilizar ante el alérgeno.
- Un buen control del sistema inmune ayudará a promocionar mecanismos de regulación de la respuesta alérgica, evitando la perpetuación de sus vías de activación y síntomas clínicos.
- Una exposición sostenida a alérgenos en gran medida puede favorecer la presencia de otros mecanismos de autoinmunidad.

LA PREGUNTA PARA NOTA → *¿Sabes cómo funcionan las vacunas para las alergias?*

Uno de los principales avances en el control de las alergias es establecer un calendario de vacunación contra el alérgeno en cuestión (si existe la vacuna, claro). Estas vacunas lo que buscan es que, mediante la exposición controlada a un alérgeno, nuestro sistema inmune pueda aprender a tolerar su presencia sin desencadenar una reacción alérgica grave. De hecho, en ocasiones no se tiene una vacuna para un alérgeno concreto, pero al existir, por lo general, alergias a varias sustancias, si vacunas contra una de ellas, puede disminuir la sensibilidad al resto. Para que esto suceda, se van a ir inyectando periódicamente pequeñas dosis de esa sustancia que tengamos detectada como alérgeno. La duración de esta inmunoterapia suele prolongarse durante varios años, hasta que se observa una disminución de los síntomas, así como de los valores analíticos que hubieran aparecido alterados.

Bajo la práctica clínica habitual, cada vez existen más vacunas para combatir las alergias, siendo la mejor alternativa existente hoy en día. Te recomiendo que preguntes sobre ellas a tu médico habitual si padeces síntomas graves o moderados, y sobre todo si son tus hijos quienes los padecen.

LA ANÉCDOTA → Tanto a nivel personal como profesional, uno de los momentos que he vivido con más angustia es el de una reacción alérgica grave, la anafilaxia. Siempre que he tenido que enfrentarme a una, puedo decir que lo que realmente funciona es seguir una serie de pasos de manera rigurosa. Quiero compartirlos contigo para que no tengas miedo o sientas apuro ante estas situaciones, dado que en tus manos estará salvar una vida.

- En primer lugar, saber detectar que se trata de una reacción alérgica. Tanto la urgencia de quien la padece como el haberte sensibilizado antes sobre ello te ayudará. Piensa que la gran mayoría de las reacciones graves son a los alimentos y a los medicamentos. Fuera del hospital, van a ser mucho más frecuentes las reacciones alimentarias, así que no está de más preguntar antes de una comida en familia o con amigos si hay alguien con alergia. Normalmente la reacción anafiláctica se presenta con rapidez en forma de tos irritativa, ahogo, hinchazón de labios, lengua y ojos, así como vómitos, mareo y pérdida del conocimiento.

- En segundo lugar, después de haber detectado la urgencia, llama inmediatamente al 911 o a cualquier servicio de emergencia. Es prioritario que alguien se encargue de forma eficiente para que aparezcan servicios médicos de urgencia.
- De inmediato, preguntar si el mismo afectado o alguien cercano tiene un boli de adrenalina/epinefrina. Seguir las indicaciones del dispositivo (para lo cual es recomendable familiarizarse con su funcionamiento previamente). Suele ser muy sencillo de administrar, basta con retirar la tapa del dispositivo y pinchar sobre el muslo (a poder ser sobre la piel). Mantener durante diez segundos mínimo. Masajear el área para favorecer que se absorba con mayor facilidad.
- Cuando se haya administrado, ayudar a la persona que padezca la reacción anafiláctica a sentarse o quedar semiincorporada, y preferiblemente en la posición de seguridad para evitar complicaciones sobre las vías respiratorias.
- Al mismo tiempo observar la vía aérea sin manipularla y, sobre todo, intentar que la persona afectada no tenga nada que pueda impactar en la garganta y generar asfixia.
- Mantener la calma y observar y prestar apoyo a la persona afectada. Estar atento hasta que lleguen los servicios de emergencia, dado que una reacción anafiláctica puede repetirse minutos después a pesar de haber administrado la adrenalina.
- Nadie te culpará si intentas salvar una vida. Infórmate y sé consciente del poder que pueden tener tus actos.

PARA SABER MÁS:

- Devdas, J. M., C. Mckie, A. T. Fox, V. H. Ratageri, «Food Allergy in Children: An Overview», *Indian Journal of Pediatrics*, mayo de 2018, n.º 85(5), pp. 369-374. doi:10.1007/s12098-017-2535-6. Epub 2017 Nov 17.

- Fuchs, O., T. Bahmer, K. F. Rabe, E. von Mutius, «Asthma transition from childhood into adulthood», *The Lancet Respiratory Medicine*, marzo de 2017, n.º 5(3), pp. 224-234. doi:10.1016/S2213-2600(16)30187-4. Epub 2016 Sep 22

- Sarinho, E., M. D. G. M. Lins, «Severe forms of food allergy», *The Journal of Pediatrics* (Río de Janeiro), nov-dic. de 2017, n.º 93, Supl. 1, pp. 53-59. doi:10.1016/j.jped.2017.06.021. Epub 2017 Sep 21.

- Siddiqui, Z. A., A. Walker, M. M. Pirwani, M. Tahiri, I. Syed, «Allergic rhinitis: diagnosis and management», British Journal of Hospital Medicine (Londres), 2 de febrero de 2022, n.º 83(2), pp. 1-9. doi:10.12968/hmed.2021.0570. Epub 23 de febrero de 2022.

- Alam, R., «The burden of allergic rhinitis beyond allergies», *Immunology and Allergy Clinics of North America*, agosto de 2011, n.º 31(3):ix-x. doi: 10.1016/j.iac.2011.05.013.

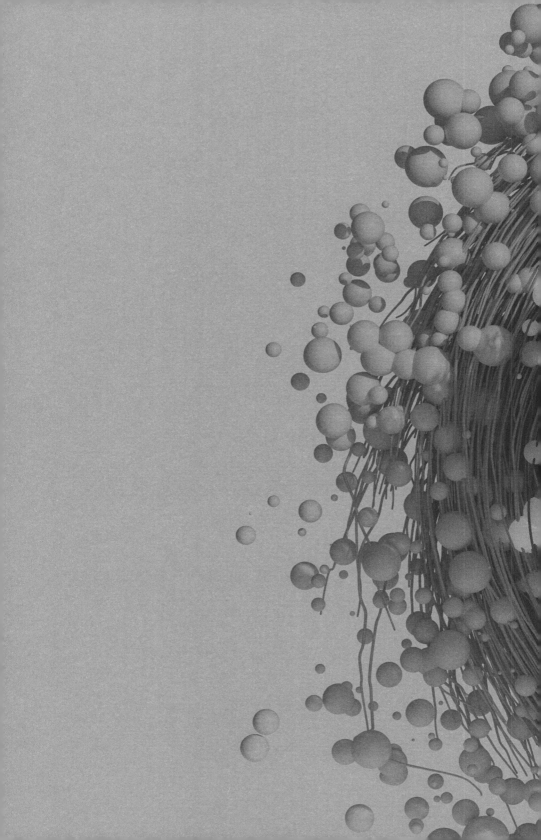

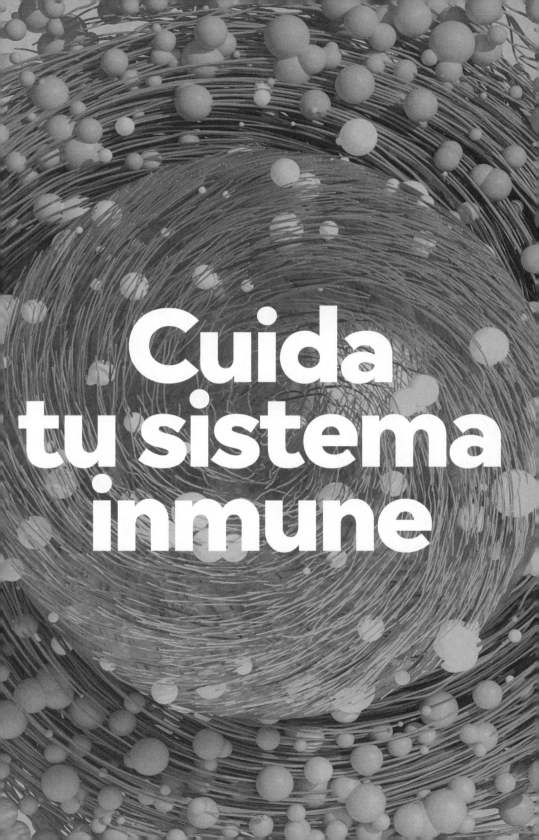

Cuida tu sistema inmune

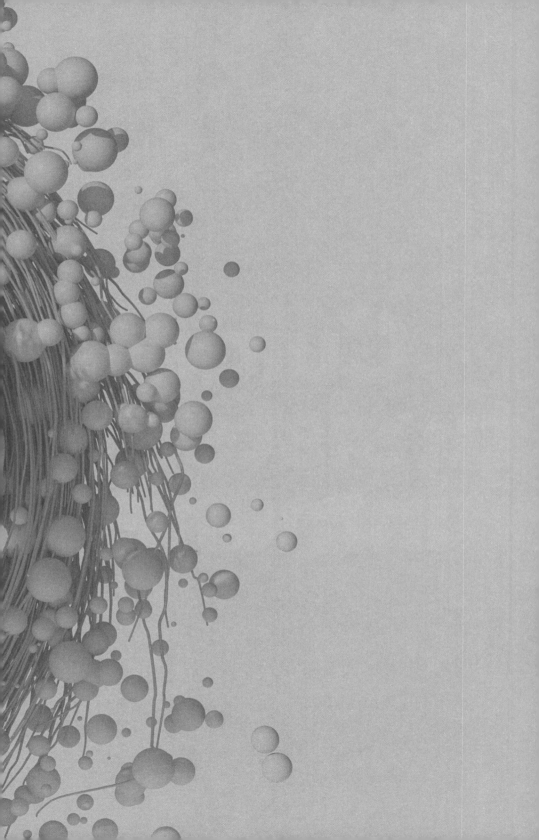

Ciclo vigilia-sueño

El sueño y el sistema inmune están directamente relacionados. Un intenso diálogo que aguarda a la noche para obtener respuestas. ¿Quién no ha escuchado alguna vez: «No hay nada como un sueño reparador» o «Duerme un poco y te sentirás mejor»? Todos podemos afirmar que tras el descanso nocturno generalmente nuestro ánimo y salud física mejoran, aunque, desde luego, no siempre es así.

Nuestra generación *todopoderosa* cree necesitar exprimir la productividad hasta el último segundo de vigilia posible. Es por ello por lo que se sacrifican valiosas horas de inducción del sueño, aquellas que empiezan con la penumbra y finalizan con la noche cerrada.

Sobra decir que las luces artificiales, los trabajos con turnos o los periodos de la vida en los que existe sueño fraccionado no están plenamente bajo nuestro control. Pero... ¿y si conociéramos algo más de cómo funciona ese maravilloso diálogo entre nuestro *yo dormido* y nuestro sistema inmune?

Para empezar, tenemos que familiarizarnos con algunos conceptos del sueño como son los términos «fragmentación del sueño» (cuántos periodos de sueño tenemos), «latencia del sueño» (tiempo necesario para empezar a dormir), «eficiencia del sueño» (tiempo que permanecemos dormidos) o «vigilia después del sueño» (tiempo hasta despertar definitivamente). Por otro lado, necesitamos entender qué sucede en cada fase del sueño: sueño REM (del inglés *Rapid Eye Movement*, en referencia a los movimientos que realizan los ojos cuando estamos profundamente dormidos), sueño profundo que puede llegar a ser un 20 por ciento del total. El resto del tiempo que dormimos viene dado por las fases que transcurren hasta que llega este sueño REM, conocidas como No REM (NREM). Se suelen nominar como N1, N2, N3, seguidas del sueño REM. Durante una noche de ocho horas podemos tener entre cuatro o cinco ciclos de NREM/REM, pudiendo durar cada uno de ellos aproximadamente noventa minutos.

Llegados a este punto, repasemos el efecto que tiene el sueño y su calidad sobre nuestro sistema inmunológico. Para ello, vamos a usar como referencia diferentes estudios publicados en los que se privaba de sueño a los sujetos sometidos a ensayo. De forma global, podemos decir que el sueño inducirá una disminución transitoria del número total de leucocitos circulantes, sin poder observarse cambios significativos en el sueño fraccionado o de peor *calidad*. Sin embargo, cuando se analizan las diferentes especies celulares y su distribución por los tejidos, podemos observar datos que reforzarían la teoría del efecto protector del sueño sobre un correcto funcionamiento inmune. A nivel de la respuesta inflamatoria, durante el sueño profundo se produce una correcta depuración de los productos secundarios de la inflamación. Las diferentes especies reactivas aparecidas, los linfocitos autorreactivos y las proteínas inflamatorias van a estar controladas durante el sueño REM, en el cual se completará una limpieza de todas las células disfuncionantes. Así pues, el sueño REM implicará una reducción global de la inflamación. En esta fase REM se producirán células sanas del sistema inmune, sobre todo, linfocitos T citotóxicos y células *natural killer*, para aprovechar que el resto del organismo está en *stand by* y combatir infecciones o destruir células tumorales.

Otro proceso muy importante que se va a producir concierne a la reparación y regeneración a nivel celular. Un sueño fraccionado o durante muy corto espacio de tiempo impedirá que se produzcan con normalidad estos procesos, afectando a la capacidad de recuperación y control de nuestras defensas. Si dividimos el sueño por fases, podemos ver cómo en el sueño ligero NREM1 y 2 va a ir disminuyendo la producción de cortisol, así como la función inmunológica. Seguidamente, en la fase NREM3 y NREM4, en la cual existe un sueño más profundo, tanto las hormonas de crecimiento como los procesos de regeneración celular irán reparando tejidos y formando nuevos. Es una etapa fundamental para evitar un envejecimiento acelerado y establecer un correcto desarrollo ponderal. Todo esto vendrá acompañado de una mayor actividad inmunológica, tanto para combatir infecciones como para ayudar a la limpieza de tejidos dañados o células alteradas. Por último, en el sueño REM aumentarán la serotonina y norepinefrina, claves para tener un buen control del dolor y completar la regeneración celular con la dosis adecuada de anestesia endógena. La función inmunológica se mantiene activa durante el sueño REM, aunque esta fase del sueño servirá fundamentalmente para establecer conexiones neuronales nuevas y asentar lo que hayamos aprendido durante el día.

Como ves, una correcta salud en nuestro sueño es fundamental para nuestra salud inmunológica y, por ende, del resto del organismo. ¿Cómo podemos, entonces, mejorar la calidad de nuestro sueño?

- Establece una rutina de sueño que puedas repetir cada día. Al igual que tienes tu rutina de entrenamiento, de estudio o de otras actividades, el sueño necesita cuidar unos hábitos que se sincronicen con tu reloj biológico.
- Haz caso a tu reloj interno y móntate sobre los ritmos circadianos. Empieza la rutina del sueño con la caída del sol,

y no te fuerces en dormir si te despertaste antes de tiempo y el sol ya está saliendo. Intenta, por tanto, dormir las famosas siete u ocho horas cada día.

- Consigue un ambiente propicio para el sueño, con un dormitorio espacioso, colchón y almohadas cómodos, espacio ventilado, fresco, donde puedas conseguir un elevado nivel de oscuridad si lo deseas.

- Evita la exposición a las pantallas cuando empieces la rutina del sueño. Sé que es difícil, yo mismo experimento mucha dificultad en este punto, pero tenemos que intentarlo. Piensa que, cada vez que estamos ante una luz intensa cuando ha caído la luz solar, estamos dando un estímulo erróneo a nuestro reloj interno.

- Haz actividad física para que llegues al sueño con un cierto grado de fatiga muscular, para que las endorfinas endógenas también actúen como sedante. Evita, no obstante, realizar el ejercicio físico justo antes de acostarte porque la activación del sistema simpático tardará en poder sincronizarse con la rutina del sueño.

- Limita el consumo de xantinas (cafeína, teína) y evita otros estimulantes (taurina, anfetaminas, cocaína) para no sufrir trastornos graves del sueño, no solo insomnio de conciliación, sino terrores nocturnos, pesadillas vívidas y sueños con una intensa fatiga muscular.

- Evita comidas copiosas (en cualquier momento del día), pero sobre todo antes de ir a dormir. Todo ese exceso de calorías propiciará la activación del sistema simpático y, luego, durante el sueño, una inflamación que no podremos limpiar adecuadamente.

PARA RECORDAR

- El sueño implica una coordinación entre el reloj interno, el sistema inmunológico y la reparación y formación de tejidos (principalmente el osteomuscular).
- Existen dos grandes fases del sueño, el No REM y el REM. Durante el No REM 3 y No REM 4, también conocidos como «sueño profundo», regeneraremos tejidos y cuidaremos de la salud de nuestro sistema inmune.
- Los problemas del sueño van a venir dados principalmente por dificultades para iniciar el sueño (insomnio de conciliación) y para mantenerlo (insomnio de mantenimiento).
- Un sueño fraccionado o insuficiente se relaciona con el desarrollo de hipertensión arterial, obesidad, diabetes o, incluso, enfermedades autoinmunes y cáncer.
- Para preservar una óptima salud del sueño, establece una rutina que puedas continuar cada día, busca un ambiente propicio para ello, evita pantallas y practica durante el día actividad física regular. No consumas estimulantes ni comidas copiosas.

LA PREGUNTA PARA NOTA → *¿Cómo se inicia el sueño?*

El ritmo circadiano, también conocido como «reloj biológico», es importante para entender cómo nuestro organismo se adapta a las transiciones durante el día y la noche. Todo se iniciará con la caída de la luz solar y la disminución de la luminosidad. Este cambio de intensidad en la luz será percibido por el núcleo supraquiasmático (una región concreta del hipotálamo) a través de su conexión con la retina. La disminución de luz azul que se producirá en el ambiente será una señal inequívoca para que la retina se comunique también con la glándula pineal (la epífisis), situada en el centro y lo más profundo del cerebro. Esta glándula pineal se activará y, mediante el diálogo con el hipotálamo (concretamente por medio de un péptido liberado por el núcleo supraquiasmático), empezará a producir melatonina. Esta melatonina será la encargada de inducir un estado de hipnosis y sedación, hasta conseguir finalmente iniciar el sueño.

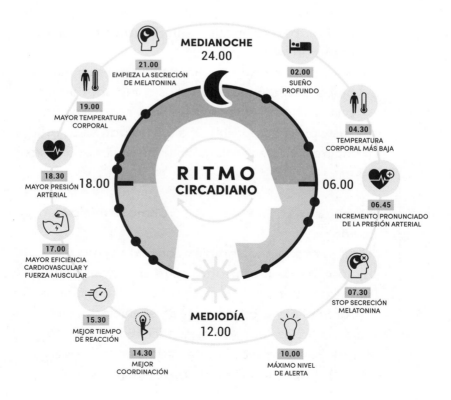

LA ANÉCDOTA → Creo que todos cuando somos pequeños tenemos una relación de amor-odio con el sueño. Yo sentía bastante frustración cuando se terminaba el día, dado que dormir era normalmente más aburrido que seguir leyendo o jugando a cualquier cosa que me tuviera enganchado. Recuerdo, además, despertarme como con un resorte cada mañana con la luz del sol y casi a toque de trompeta levantar a todo el mundo en mi casa. Cuando me preguntaban, argumentaba algo que había leído y me había agobiado sobremanera (siempre he sido muy impresionable). Me sorprendió mucho enterarme de que pasamos alrededor de veinticinco años durmiendo, nos vamos unas veinte mil veces a la cama y pasamos más de un 30 por ciento de nuestra existencia sobre el colchón. Me parecía inaudito el desperdicio de tiempo sin poder disfrutar de todo lo divertido e interesante que me rodeaba. Un poco como todos, con los años pude observar lo beneficioso del ritual del sueño, con tu novela en la mano y un cómodo colchón. Porque eso sí, no es una recomendación, es una obligación: piensa que pasarás veinticinco años en brazos de Morfeo. Merece que lo elijamos de forma minuciosa, no te tomes a la ligera ni la almohada ni el colchón. Y esto ya no solo por la calidad del sueño, sino por problemas osteoarticulares, dolor de cabeza y alergias a polvo y humedades.

PARA SABER MÁS:

- Besedovsky, L., T. Lange, M. Haack, «The Sleep-Immune Crosstalk in Health and Disease», *Physiological Reviews*, 1 de julio de 2019, n.º 99(3), pp. 1325-1380. doi:10.1152/physrev.00010.2018

- Agorastos, A., M. Olff, «Sleep, circadian system and traumatic stress», *European Journal of Psychotraumatology*, 28 de septiembre de 2021, n.º 12(1), pp. 1956746. doi:10.1080/20008198.2021.1956746. eCollection 2021

- Palagini, L., E. Hertenstein, D. Riemann, C. Nissen, «Sleep, insomnia and mental health», *Journal of Sleep Research*, agosto de 2022, n.º 31(4):e13628. doi:10.1111/jsr.13628. Epub 2022 May 4.

- Irwin, M. R., «Sleep and inflammation: partners in sickness and in health», *Nature Reviews Immunology*, noviembre de 2019, n.º 19(11), pp. 702-715. doi:10.1038/s41577-019-0190-z

- Han, M., S. Yuan, J. Zhang, «The interplay between sleep and gut microbiota», *Brain Research Bulletin*, marzo de 2022, n.º 180, pp. 131-146. doi:10.1016/j.brainresbull.2021.12.016. Epub 13 de enero de 2022.

Fuerza e inmunidad

Antes se pensaba que el ejercicio intenso podía ser una situación debilitante para nuestro sistema inmunológico. Esta teoría se apoyaba en análisis hechos a deportistas de élite, en los que las condiciones en las que se realizaban estos estudios y la recogida de datos tenían muchos errores metodológicos. Aun así, todavía existe la (falsa) creencia de que las situaciones de elevada exigencia física pueden suponer una brecha debilitante para que nos invadan bacterias y virus. Me complace decirte que es más bien al contrario: el ejercicio de fuerza no empeora nuestro sistema inmunológico, lo mejora. Vamos a resumir cinco grandes puntos:

1. Tiene capacidad para limpiar proteínas proinflamatorias y radicales libres. Esta situación se ve favorecida por el óptimo aporte de oxígeno y nutrientes que llegarán a partes menos vascularizadas (con menor aporte sanguíneo). La promoción de los procesos de *limpieza* vendrá condicionada por la necesidad de regenerar todo el tejido muscular que se haya de cambiar tras el ejercicio intenso.

2. Incrementa el número de linfocitos T reguladores, los encargados de regular ante la baja la respuesta inmunita-

ria. Por ello, tendremos una mayor facilidad para controlar fenómenos inflamatorios (tanto agudos, como crónicos). Este acúmulo de linfocitos *beneficiosos* puede durar hasta tres semanas, de modo que se perpetúa un estado de inmunorregulación mientras se lleve a cabo ejercicio periódico.

3. Por otro lado, disminuye las células *natural killer* periféricas (las que circulan libres por la sangre) a niveles dentro de la normalidad. Esto protegerá nuestros tejidos de fenómenos de autoinmunidad en los que nuestras propias defensas nos ataquen. Asimismo, se promueve la eliminación de células inflamatorias defectuosas para obtener el mismo resultado, protegernos de la aparición de enfermedades autoinmunes.

4. Protege a las células inmunitarias diferenciadas (células maduras, seguras y eficientes) de una muerte celular prematura. Gracias a ello tendremos en buen estado a nuestras grandes aliadas para combatir infecciones o el cáncer.

5. Favorece fenómenos de regeneración tisular, evitando así el acúmulo de detritus, los cuales pueden ejercer de caldo de cultivo para agentes infecciosos, fenómenos trombóticos (formación de coágulos) o isquemia (falta de oxígeno) de estos mismos tejidos.

Si el ejercicio es regular, todos estos beneficios se acumularán, dado que nuestro sistema inmune se irá acostumbrando paulatinamente a estas condiciones ideales de funcionamiento. Pero... ¿qué ejercicio realizar? ¿Con qué frecuencia? ¿Sirve cualquier cosa?

En primer lugar, creo necesario destacar que cualquier actividad que nos saque del sedentarismo y el riesgo de atrofia muscular (y cerebral) será recibida con agrado por nuestro organismo. No obstante, el punto más crítico (también para nuestro sistema inmune) es empezar. Al inicio de una actividad física intensa dirigida a un grupo muscular concreto se generará un proceso inflamatorio, muerte celular y daño sobre uniones tendinosas y cartílagos.

Como seguro ya sabrás, las articulaciones son un punto delicado de nuestro esqueleto. Son muy sensibles en enfermedades autoinmunes, personas con dolor crónico, procesos óseos degenerativos (artrosis, osteoporosis...) o en el sobrepeso. Toma nota de cómo empezar, proteger la articulación y reforzarla para poder asumir cada vez más carga.

Insiste en estirar y flexionar las articulaciones de carga, al menos 15 minutos antes de empezar el ejercicio físico intenso. Los estiramientos de articulaciones de carga son aquellos que se realizan con el objetivo de mejorar la movilidad de las articulaciones que soportan el peso del cuerpo, como las rodillas, los tobillos y las caderas.

Vamos a poner algunos ejemplos de cómo podemos empezar a proteger articulaciones, nada más y nada menos que estirando grandes grupos musculares que las liberarán de tanta tensión:

- **Estiramiento de cuádriceps:** coge el pie por el tobillo y llévalo hacia los glúteos. Con 30 segundos manteniendo la postura (¡de pie!) será suficiente. Cuando sientas que has estirado el músculo, cambia de pierna y repite el mismo procedimiento.
- **Estiramiento de isquiotibiales:** apóyate sobre alguna superficie y flexiona la rodilla, inclínate luego hacia delante, sin mover la espalda. Mantén esta postura 30 segundos; después, cambiamos de pierna.
- **Estiramiento de tobillos:** de pie, coloca la punta del pie derecho contra una pared y flexiona la rodilla izquierda para acercarte a ella. Mantén la postura durante 20-30 segundos y cambia de pierna.

- **Estiramiento de cadera:** siéntate en el suelo con las piernas estiradas. Lleva una pierna hacia el pecho y abraza la rodilla con los brazos. Mantén la postura durante 20-30 segundos y cambia de pierna.

Aprovecha los 5-10 primeros minutos de actividad al máximo nivel de exigencia. En este momento es cuando tendrás mayor facilidad para asumir una correcta frecuencia cardiaca. Necesitamos gasto cardiaco alto para irrigar, nutrir y *limpiar* los radicales libres y el estrés oxidativo. Puedes probar un orden ascendente o descendente, tú eliges.

Vuelve tu atención sobre el core. Puede ayudarte a descansar las extremidades, mejorar irrigación abdominal con fenómenos de analgesia locales.

Al final de la rutina es cuando te tienes que atrever a volver a realizar repeticiones de alta intensidad sobre los filetes musculares gruesos. Un último refuerzo sobre bíceps, cuádriceps, glúteos, pectorales..., así como rebajar la intensidad sobre los otros grupos musculares.

Intenta mantener una rutina de 30-40 minutos cada día, complementada con unos 20 minutos de estiramientos o meditación por la noche. Con estas pautas, llevaremos a cabo un estado de recambio celular óptimo, con la promoción de linfocitos T reguladores y la síntesis de citoquinas antiinflamatorias.

Tu sistema inmunológico está deseando que lo eduques en rutinas de recambio celular y limpieza. El ejercicio regular es, sin duda, el mejor aliado para ello.

PARA RECORDAR

- El ejercicio regular, ya sea de fuerza o cardiovascular, 5 minutos al día o 2 horas, va a ser beneficioso para nuestro organismo.

- El ejercicio de fuerza, con una rutina establecida en la que al menos practiquemos 30-60 minutos al día, tendrá un potente efecto inmunomodulador.

- La regeneración muscular es clave para combatir la inflamación o los radicales libres, causantes de enfermedades autoinmunes y que aceleran el envejecimiento y la presentación de enfermedades neurodegenerativas como la demencia.

- Tan importante como la rutina de ejercicio de fuerza es la protección de las articulaciones y grandes filetes musculares con estiramientos, siempre guiados por algún profesional experto.

- Aprovecha las horas de mayor luminosidad para hacer ejercicio de máxima exigencia y la caída del cortisol para intercalar la meditación con la hipnosis inducida por la melatonina.

LA PREGUNTA PARA NOTA → *¿Cómo se produce la regeneración de tejidos y la limpieza de las fibras musculares dañadas?*

Esta función es una coordinación entre el sistema inmune y las fibras musculares. Inicialmente llegarán a la lesión los neutrófilos, que fagocitarán de forma temprana las células inservibles o fragmentos de ellas y promoverán un pequeño foco inflamatorio para favorecer el aflujo de oxígeno, nutrientes y otras células del sistema inmune. Posteriormente, los macrófagos harán una fagocitosis más extensa y de células más grandes o bacterias que intenten aprovechar la lesión para entrar en el torrente sanguíneo. Los productos de degradación y las especies reactivas del oxígeno van a activar pequeños focos inflamatorios, que se resolverán eliminando estos primeros restos y exponiendo el tejido dañado. A partir de ahí, los procesos de cicatrización se centrarán en una actividad dual de la plaqueta y las células de la matriz celular, encargadas de reparar las «heridas» de las células musculares. Para retirar estas células gravemente dañadas se necesitará una inflamación controlada, siempre supervisada por los linfocitos T reguladores. En este momento el sistema inmune liberará factores de crecimiento estimulando la diferenciación de células musculares, proliferando esta estirpe celular y regenerando el tejido. Del mismo modo, se producirá una neovascularización del tejido y la diferenciación de células musculares satélites, que se distinguirán en mioblastos y luego se fusionarán para formar fibras musculares y terminar de reparar y construir el nuevo filete muscular.

 LA ANÉCDOTA → Si he de explicarte una anécdota en este apartado de los beneficios de la actividad física sobre la salud en general e inmunológica en particular, te puedo hacer una lista de las equivocaciones que he ido cometiendo hasta encontrar un equilibrio sostenible en mi relación con el ejercicio físico. En primer lugar, los principales parones que he experimentado han sido motivados por lesiones. Es fundamental que los ejercicios sean inicialmente supervisados por algún profesional, y sigo insistiendo en los estiramientos y la recuperación posteriores al esfuerzo. Parece sencillo de imaginar: una fibra muscular dañada, sometida cada día a un esfuerzo que es incapaz de asumir, terminará lesionándose. No obstante, todavía es más grave cuando esa lesión se produce sobre los tendones que unen músculos con los huesos, sobre los tendones que unen las articulaciones, o incluso sobre las mismas articulaciones y el hueso. Escucha a tu cuerpo y no pases por alto la falta de recuperación tras el ejercicio.

En segundo lugar, otro factor que va a influir en poder mantener el grado de actividad física viene dado por darle su espacio, tanto respetando la rutina como buscando nuevos retos y motivaciones. Puedo asegurar que, igual que me he lesionado. he tenido que priorizar otras actividades que erróneamente creía más importantes que el ejercicio físico. Por último, una actividad física, ya sea aeróbica o anaeróbica, no ha de buscar una definición de músculos, silueta o aspecto concreto. En muchos momentos he podido sufrir esta frustración por no obtener el físico que pensaba que estaba cultivando. No sé exactamente qué quería decirme a mí mismo con unos abdominales o un cuádriceps bien definidos. Por suerte, esa motivación desapareció, y ahora lo único que deberíamos buscar es sentirnos bien con nosotros mismos, no por el aspecto exterior, sino por lo que hay en nuestro interior. Y eso también implica a la salud inmunológica.

PARA SABER MÁS:

- Nguyen, C., ;. M. Lefèvre-Colau, S. Poiraudeau, F. Rannou, «Rehabilitation (exercise and strength training) and osteoarthritis: A critical narrative review», *Annals of Physcial and Rehabilitation Medicine*, junio de 2016, n.º 59(3), pp. 190-195. doi:10.1016/j.rehab.2016.02.010. Epub 5 de mayo de 2016.

- Halabchi, F., Z. Alizadeh, M. A. Sahraian, M. Abolhasani, «Exercise prescription for patients with multiple sclerosis; potential benefits and practical recommendations», *BMC Neurology*, 16 de septiembre de 2017, n.º 17(1), p. 185. doi:10.1186/s12883-017-0960-9

- Sharif, K., A. Watad, N. L. Bragazzi, M. Lichtbroun, H. Amital, Y. Shoenfeld, «Physical activity and autoimmune diseases: Get moving and manage the disease», *Autoimmunity Reviews*, enero de 2018, n.º 17(1), pp. 53-72. doi:10.1016/j.autrev.2017.11.010. Epub 3 de noviembre de 2017.

- Chen, H., L. Shen, Y. Liu, X. Ma, L. Long, X. Ma, L. Ma, Z. Chen, X. Lin, L. Si, X. Chen, «Strength Exercise Confers Protection in Central Nervous System Autoimmunity by Altering the Gut Microbiota», *Frontiers in Immunology*, 16 de marzo de 2021, n.º 12:628629. doi:10.3389/fimmu.2021.628629. eCollection 2021.

- Xiao, F., Y. Yang, L. Xiao, Z. Xia, L. Wang, K. Yang, S. Wang, «Reduction of T Cells and Hsa-miR150-5p in Female Canoeing Athletes: Preliminary Evidence Between Exercise Training and Immune», *The Journal of Strength and Conditioning Research*, 1 de noviembre de 2022, n.º 36(11):e106-e113. doi:10.1519/JSC.0000000000002924.

Controla tu estrés

Es de sobra conocido que el estrés, entendido como un grado de activación desmesurada (ya sea a nivel hormonal o psicológico), tiene efectos dañinos sobre nuestra salud. Se podría argumentar en el sentido opuesto, exponiendo lo necesario que es tener picos de estrés para favorecer la plasticidad neuronal, las respuestas rápidas ante el peligro y la regeneración de tejidos. No obstante, si nos centramos en el sistema inmune, el debate parece claramente decantado: el estrés sostenido, crónico y sin control, interfiere con nuestras defensas e incide de forma negativa sobre nuestra inmunidad. Por lo general, se le va a relacionar con una mayor predisposición a infecciones. Aunque del mismo modo el debilitamiento del sistema inmune nos puede predisponer a sufrir desórdenes inflamatorios crónicos no controlados. Antes de profundizar en ello, vamos a repasar brevemente las hormonas implicadas en una respuesta de estrés. Podemos ver cómo a través del sistema nervioso simpático (relacionado con la activación de nuestro organismo), las glándulas suprarrenales van a protagonizar las respuestas mediadas por estrés. Se producirá adrenalina, capaz de activar todo el metabolismo, incrementar la función cardiaca, aumentar la frecuencia del corazón y la respiratoria, así como incrementar la presión arterial. La noradrenalina tendrá funciones similares, además de ser la principal encargada de la memoria a corto plazo por plasticidad neuronal. La hormona por excelencia en la respuesta del estrés es el cortisol, producida también en las glándulas suprarrenales. Su principal función es la de ponernos a salvo en una situación estresante o de peligro. Este cortisol plasmático priorizará que tengamos mucha energía disponible a través de su capacidad para dotarnos de resistencia a la insulina. También suprimirá la respuesta inmune y, si existiera foco inflamatorio, promovería una respuesta más automatizada y sin ataduras. De manera más sostenida, también podemos comprobar cómo la hormona del tiroides (TSH) también será capaz de enlentecer o acelerar el metabolismo.

Así pues, las hormonas del estrés serán capaces de ponernos en una situación de brillantez, de excelencia. Vamos a explicar este paradigma de forma sencilla. Sabemos que una situación estresante es capaz de activar mecanismos hormonales para darnos una capacidad de respuesta rápida y eficiente. Este *dopping* fisiológico nos ha permitido escapar de peligros tangibles (huida de depredadores), aprender en situaciones de incertidumbre y miedo (sí, el miedo es un automatismo atávico que ha salvado muchas vidas) y resistir condiciones climáticas adversas. No obstante, tiene una extinción relativamente rápida, obligándonos a *reposar* periódicamente para regenerar tejidos y aprender tanto a nivel conductual como inmunológico.

Los picos de estrés son, por tanto, un arma de doble filo que a nivel inmunológico repercutirán en una mejora constante, mayor eficiencia y reactividad, con el riesgo de agotar la capacidad de respuesta inmune.

Como ya hemos dicho anteriormente, es sencillo encontrar ejemplos de cómo una situación cotidiana puede ser estresante a nivel físico, por ejemplo, tener que correr para coger el autobús o un golpe con el coche. Pero tanto o más estresante será todo lo que nuestra mente sea capaz de producir en situaciones de ociosidad o ante la necesidad de dar respuesta a algún problema o cábala. Así pues, diremos que se objetiva un origen endógeno (desde nuestro cerebro), que puede ser un generador infinito de pensamientos que no sabes muy bien a dónde te llevan. Esto es una forma extenuante de funcionar que tiene nuestro cerebro, al igual que hace con el oído absoluto (¿no has estado nunca escuchando la misma estrofa de una canción durante días seguidos?), en el que nos repite patrones de pensamiento con el fin de hacernos sentir una falsa sensación de control. Esta recursividad y repetición de pensamiento la podemos definir como «mentismo».

¿Cómo vencer al mentismo?

- Desvía tu atención, distráete con ejercicio físico. Da un paseo y busca nuevas rutas. Aprovecha y date un baño de bosque si es posible.
- Si persiste el mentismo, busca los diferentes pensamientos que más se repitan y delimítalos. Recuerda que este pensamiento tuvo un inicio y, como tantos otros, tendrá un final.
- En la medida de lo posible desnuda estos pensamientos recursivos, identifica y verbaliza aquellos que sean negativos y ridiculízalos.
- Aprovecha para incorporar el autonocimiento del cuerpo a través de ejercicios de respiración profunda, yoga o ejercicio en aislamiento sensorial.

Si finalmente todo lo anterior no resulta efectivo, es muy recomendable incorporar a un profesional, como puede ser un psicólogo clínico.

PARA RECORDAR

- El estrés cumple una función fisiológica funda-mental, ya que activa el organismo ante situacio-nes de peligro o que requieran un elevado grado de concentración.
- El estrés sostenido tiene la capacidad de cronificar generándose nuevos circuitos hormonales com-pensadores, alterando el correcto funcionamiento del organismo.
- El estrés físico y el estrés psicológico son de igual modo peligrosos para nuestra salud.
- El mentismo es una compleja adaptación de nues-tra psique a los estímulos estresantes del día a día. Tiene muy buen pronóstico si se aborda por parte de algún psicólogo.

LA PREGUNTA PARA NOTA → *¿Conoces los picos fisiológicos de cortisol?*

El cortisol, la hormona del estrés, cumple una serie de funciones a nivel fisiológico. Estas funciones inte-gran la activación del metabolismo, el control inmu-nológico y aumentan la disponibilidad energética. A nivel evolutivo, nuestro organismo ha entendido que con la salida del sol existen una serie de ta-reas que hay que realizar para poder vivir. Apro-vechar la luz para cazar, recolectar, desplazarse o investigar. Nuestro cuerpo lleva a cabo la gran des-carga de cortisol después de los primeros 30-45 mi-nutos, siendo el primer paso para activar a todo nuestro organismo para los retos que puedan acon-tecer durante el día. Los niveles de cortisol se man-tendrán estables mientras haya luz, produciéndose fluctuaciones en función de las situaciones estresantes a que se hayan de enfrentar. Con la caía del sol aparecerá una disminución muy importante de sus niveles, con capacidad para elevarse según las demandas externas (por ejemplo, despertarse a las tres de la madrugada por una llamada inesperada).

LA ANÉCDOTA → Desde el punto de vista de un médico, el eje del estrés siempre está presente en nuestros razonamientos. Por eso es importante predicar con el ejemplo, cosa que, por cierto, no hacemos. La enfermedad cardiovascular, la muerte súbita e incluso la salud mental o el suicidio son más frecuentes en profesiones de riesgo, entre ellas el ámbito sanitario. Esto se debe en parte al estrés sostenido, tanto endógeno como exógeno, al que te sometes en tu día a día. Trabajar en horas intempestivas sin descansos, los picos de adrenalina continuados, una alimentación deficiente con elevación exagerada del nivel de glicemia en sangre debido a la resistencia a la insulina. Todo esto y más lo compruebas en tus propias carnes cuando pasas de una vida cómoda a tener que *forzar la máquina* a nivel laboral.

Como esta sección va de anécdotas, simplemente querría compartir contigo cómo fueron mis primeras veces en la medicina. A pesar de haber hecho la residencia en un lugar increíblemente amable con los residentes, no puedes escapar de la realidad. El trabajo a turnos unido a la pasión por querer llegar al máximo posible en el hospital para empaparte de todo puede acarrear consecuencias. Llegó un día, a los tres o cuatro meses de haber empezado mi residencia, en el que delante de un espejo me vi francamente deteriorado. Tenía, además, mentismo recurrente sobre cómo habían ido las guardias, sobre errores que hubiera podido cometer o sobre la evolución incierta de pacientes. Vivía solo y con cierta dificultad para establecer vida social. Mi salud mental no pasaba por su mejor momento experimentando ansiedad sin poder detectar el origen (la sobredosis de cafeína a la que me exponía no ayudaba). Muchos problemas de sueño, tanto insomnio de conciliación como de mantenimiento. Me alimentaba de una manera muy deficiente, siempre abusando de azúcares y exceso de calorías. Imagina una máquina trabajando al 200 por ciento de su capacidad, con las implicaciones que eso tenía. Finalmente, el jefe del servicio de urgencias, mi jefe de servicio y mi adjunta me llamaron a filas y me explicaron largo y tendido que promocionar la salud en los demás empezaba por la de uno de mismo. Recuerdo con nostalgia cómo, quizá después de aquella charla, empezó a gestarse este libro.

 PARA SABER MÁS:

- Dragoş, D., M. D. Tănăsescu, «The effect of stress on the defense systems», *Journal of Medicine and Life*, ene-mar de 2010, n.º 3(1), pp. 10-8.
- Zefferino, R., S. Di Gioia, M. Conese, «Molecular links between endocrine, nervous and immune system during chronic stress», *Brain Behaviour*, n.º 11(2):e01960. doi:10.1002/brb3.1960. Epub 8 de diciembre de 2020.
- Glaser, R., J. K. Kiecolt-Glaser, «Stress-induced immune dysfunction: implications for health», Nature Reviews Immunology, marzo de 2005, n.º 5(3), pp. 243-51. doi:10.1038/nri1571
- Noushad, S., S. Ahmed, B. Ansari, U. H. Mustafa, Y. Saleem, H. Hazrat, «Physiological biomarkers

of chronic stress: A systematic review», *International Journal of Health Sciences (Qassim)*, sep-oct de 2021, n.º 15(5), pp. 46-59.PMID: 34548863

- McEwen B.S., «Neurobiological and Systemic Effects of Chronic Stress», *Chronic Stress (Thousand Oaks)*, ene-dic de 2017;1:2470547017692 328

- Woo, E., L. H. Sansing, A. F. T. Arnsten, D. Datta, «Chronic Stress Weakens Connectivity in the Prefrontal Cortex: Architectural and Molecular Changes», *Chronic Stress (Thousand Oaks)*, 29 de agosto de 2021, n.º 5:24705470211029254. doi:10.1177/24705470211029254. eCollection ene-dic de 2021.

La boca
no se equivoca

Si el que tiene boca se equivoca, quien la cuide, os puedo asegurar que no se equivocará.

Vivimos con cierta normalidad el que existan todo tipo de tratamientos para embellecer nuestros dientes para lucir sonrisas que resulten bonitas o agradables. Lo hemos interiorizado como un aspecto básicamente de belleza, un producto de lujo. Una boca con aspecto *sano* nos resulta atractiva no por que pertenezca a ningún estándar de belleza, sino porque nos transmite salud y confianza en su propietario. Esto es debido a que, en el imaginario colectivo, en nuestro cerebro reptiliano sigue latente el recuerdo de cómo nuestros congéneres mostraban como primer signo de debilidad o enfermedad la caída de piezas dentales o la presencia de sangrado gingival.

Afortunadamente, hoy en día es difícil ver déficits vitamínicos que se traduzcan en la caída de los dientes o en un sangrado masivo de nuestras encías. Quien más, quien menos realiza el cepillado dental o ha pasado algún tipo de revisión con un dentista. No obstante, con el tiempo nuestros dientes van perdiendo importancia dentro de nuestra puesta a punto hasta que ya es demasiado tarde y acabamos cambiando la dentadura al completo en la senectud.

Hay un paso intermedio, un momento crítico en la salud oral, asociado, además, con los procesos de inflamación y autoinmunidad, y es algo tan común como la inflamación de las encías o periodontitis.

La relación entre la periodontitis crónica y los fenómenos de autoinmunidad puede ser todavía un tema controvertido. Sin embargo, existe evidencia de cómo la perpetuación de la inflamación sobre la mucosa oral promocionará fenómenos de autoinmunidad y alteraciones de la flora oral. Esto sucede al activar los glóbulos blancos a nivel local, siempre con un fin lícito de eliminar a los invasores que aparecen por las diferentes entradas de la inflamación. Estos glóbulos blancos terminarán migrando a otros tejidos promoviendo la autoinmunidad, puesto que todos los productos secundarios a esta inflamación sostenida irán circulando continuamente por la sangre periférica. De hecho, este es uno de los problemas más representativos del daño en las encías, y es que cualquier pequeño traumatismo (el cepillado de los dientes, por ejemplo) abrirá heridas superficiales que hará que toda la suciedad y productos de la inflamación entren en el torrente sanguíneo.

Otros procesos secundarios que se producirán serían la liberación de antígenos desde este lecho inflamado hacia la sangre periférica. Esto puede dar lugar a respuestas de nuestro sistema inmunológico perpetuando así la inflamación. Aparecerán fenómenos de mimetismo molecular en los que nuestro sistema inmune confundirá a estos antígenos circulantes con estructuras propias, con lo que dañará tejidos sanos. A partir de aquí, este daño conseguirá romper las barreras epiteliales y mucosas, y generar más puertas de entrada para bacterias y toxinas. Por último, volviendo a la salud de la cavidad oral, este daño sostenido deteriorará la calidad de los dientes, la percepción del sabor y el olor del aliento, principalmente por la alteración de la microbiota oral. Entonces ¿cómo podemos cuidar la salud de nuestra boca? Necesitamos tener muy claro que la salud oral la determina una evaluación por parte de un profesional con la cualificación y formación adecuadas . Destaco esta cuestión porque algunas alteraciones de la anatomía de nuestros dientes solo se pueden solventar con ciertos dispositivos de corrección. Más allá de esa necesaria puntualización, mantén una higiene bucal saludable, intenta que sea con productos que respeten la microbiota oral, con enjuagues suaves (el extracto de coco es una buena opción), huye de productos de baja calidad. Usa con cuidado el hilo dental (pero ¡úsalo!), así como cepillos con base orgánica y cerdas suaves.

El otro pilar de la salud oral lo constituye lo que comes y lo que respiras. Evita los ambientes cargados de humo, ¡no fumes! (en ocasiones olvido que sigues fumando, para mí es inconcebible), disminuye el consumo de café y los alimentos muy calientes y picantes. No bebas alcohol, y ojo con los componentes del chicle, no abuses de él.

PARA RECORDAR

- La boca es la puerta de entrada a nuestro organismo, por lo que será la principal vía de paso de tóxicos y patógenos.
- La salud de la boca repercutirá en el resto del cuerpo por cómo puede diseminarse con facilidad cualquier patógeno al torrente sanguíneo sin pasar por los ácidos del estómago.
- La salud oral implica tanto la cavidad bucal como el resto del cuerpo, ya que el tubo digestivo recorre todo el organismo.
- La inflamación crónica de las encías (periodontitis) tiene como resultado la génesis de superantígenos

que pueden estimular al sistema inmunológico de forma perenne y favorecer mecanismos de autoinmunidad.

LA PREGUNTA PARA NOTA → *¿Conoces las* *principales características de la saliva?*

La saliva es un líquido del cuerpo humano compuesto fundamentalmente de agua en la que se disuelven diferentes sustancias que le confieren un carácter un tanto ácido. La producen las distintas glándulas que desembocan en la cavidad oral, como las parótidas, las submandibulares y las sublinguales. Un adulto sano puede fabricar entre medio litro y litro y medio de saliva cada día, y su producción se verá incrementada de forma refleja a la masticación o ante estímulos olfatorios o del sentido del gusto. Contiene proteínas capaces de degradar la comida como la lisozima, la lactoferrina o la amilasa salival. Más allá de ayudarnos a digerir alimentos, la saliva nos ofrece una eficiente barrera de defensa frente a microorganismos patógenos. Su función defensiva la ejerce gracias a su pH ácido y a la presencia de anticuerpos típicos de las mucosas, como puede ser la inmunoglobulina A secretora. Su producción se ve alterada en condiciones que afecten a la salud de las glándulas salivales, por ejemplo, en caso de enfermedades inflamatorias o autoinmunes como la sarcoidosis o el síndrome de Sjögren.

LA ANÉCDOTA → El primer diagnóstico que me causó una profunda impresión tuvo que ver con la salud oral. Estaba en mi primer mes de residente, y me había tocado empezar por enfermedades infecciosas. Te pongo en contexto porque, en función del lugar donde estés *rotando* cuando eres residente, tu cerebro se adapta y piensa como un infectólogo, un neurólogo o un cardiólogo, aunque cada dos o tres meses seas otra cosa. Así pues, pensando como un infectólogo, en una de las primeras guardias atendí a una mujer joven que llevaba unos días de fiebre y sensación de inestabilidad. No había ningún foco aparente, no encontraba ningún hilo del que tirar para encontrar la causa del padecimiento. En un momento dado, y de forma bastante azarosa, la paciente mencionó que se había extraído una pieza dentaria hacía unas dos semanas. Decidí volver a explorarla y descubrí un pequeño soplo al nivel de una válvula cardiaca (un soplo es un sonido que suena superpuesto al latido cardiaco normal). Este hallazgo propició un cambio de paradigma en el estudio de la fiebre, y realizamos una ecografía cardiaca, cultivos de sangre, un tac craneal, una resonancia magnética craneal y una ecografía cardiaca transesofágica, (ecografía en la que se introduce un transductor por el esófago para acercarse lo más posible al corazón y obtener una imagen más detallada de las válvulas). Al final, la paciente fue diagnosticada de endocarditis infecciosa, es decir, infección de una válvula cardiaca con la formación de un trombo infectado, con embolias de ese mismo trombo a nivel cerebral. Por suerte, la joven evolucionó de forma favorable tras casi dos meses de antibióticos y un seguimiento estrecho en el hospital. El diagnóstico se pudo sospechar porque, a raíz de la extracción dentaria, si no se había usado una correcta profilaxis antibiótica, se podría diseminar la infección por la sangre hacia el corazón, como finalmente sucedió. Lo dicho, la mujer se recuperó, pero ten mucho cuidado con la manipulación de las piezas dentarias en centros que no sean de referencia.

La mente confidente

Normalmente pasamos por encima de tópicos como «*mens sana in corpore sano*» (una mente sana en un cuerpo sano) o directamente «pensamiento positivo» tan manido en el argumentario general. Nos levantamos por la mañana con la presión autoimpuesta de cómo debemos enfocar nuestra mente para obtener éxito en lo que vaya a acontecer. Tenemos prisa por desarrollar aptitudes, rutinas, complejidad. El imaginario colectivo nos pone la miel en los labios sobre cómo desarrollar nuestro superyó, nuestra mente confidente. Ante el abismo del desconocimiento, escapamos, buscamos excusas y posponemos su entrenamiento.

Nada más lejos de la realidad, no huyas, no hagas propios los prejuicios de quienes prefieren que no pienses en positivo, que sigas en un estado de cándida indiferencia. Es bien conocido cómo la actitud es capaz de activar varias vías cerebrales y liberar neurotransmisores específicos para modular nuestra mente y la plasticidad neuronal.

Confía en cómo asumir retos realizables, pequeñas rutinas mentales, van a activar tu sistema de recompensa liberando dopamina, la hormona del placer. Esa sensación placentera va a ciclar el circuito de motivación–recompensa, y de este modo se activarán tus engranajes más profundos. En paralelo, se activará el sistema serotoninérgico, que influye en el estado de ánimo y el control de las emociones. Esa serotonina promoverá nuevamente una actitud positiva y un mayor bienestar. Por poner un ejemplo, los antidepresivos reintroducen la serotonina en este circuito de bienestar-recompensa, hasta que volvemos a producirlos por nosotros mismos. Otros sistemas implicados en estos circuitos de aprendizaje y recompensa son el sistema noradrenérgico (noradrenalina) involucrado en la respuesta al estrés, contribuyendo a mantener la actitud positiva; el sistema de oxitocina, la hormona que nos une a través del afecto y la confianza o el sistema endocannabinoide, encargado del sistema del bienestar tras esfuerzos sostenidos.

Todas estas vías cerebrales y sistemas coordinados van a ser claves para mantener una correcta actitud y estado de ánimo. Este ánimo en positivo va a promover que aparezcan nuevos circuitos de recompensa, nuevos retos o relaciones sociales.

¿Cómo recomiendo mantener activas estas vías? A través de la meditación y las interacciones sociales. En frío, te puede parecer que son conceptos antagónicos. Uno introspectivo, solitario e íntimo, y el otro extrovertido, común y compartido. En cualquier caso, los circuitos de motivación, recompensa y aprendizaje van a recibir *inputs* desde ambas vertientes.

La meditación, por ejemplo, entendida como un momento de aislamiento sensorial en el que enfocas la atención en el detalle de tu yo interior, en tus emociones, tiene grandes beneficios también a nivel inmunológico. Gracias a la meditación podemos mejorar nuestro perfil de proteínas inflamatorias, disminuyendo el número de *natural killers* circulantes, o citoquinas como la interleuquina 6, interleuquina 4 o el factor de necrosis tumoral. Muchas enfermedades dermatológicas como la alopecia, la dermatitis atópica, la psoriasis o la urticaria mejorarán en individuos que practican meditación. También tiene su espacio en el embarazo, puesto que se mejora el control de la tensión arterial, así como la experiencia en procesos de reposo relativo o absoluto o de control de síntomas de ansiedad o tristeza.

Además de los cambios en el perfil inflamatorio, la meditación generará un cambio de perspectiva ante los problemas mundanos que ocupan inútilmente el pensamiento. Gracias a poder cultivar una atención plena, nuestro nivel de estrés se verá reducido de manera muy significativa. Como consecuencia de ello desarrollaremos resiliencia emocional, el factor clave y fundamental para mantener activo ese circuito de motivación y recompensa. Cree en ti, díselo a tu yo interior en la intimidad de la meditación. No huyas del análisis de las emociones, exprésalo, estructura una respuesta y un plan de acción.

A continuación, te sugiero un ejercicio de meditación de unos 5-10 minutos diarios, por la noche o por la mañana, tú decides, pero siempre en un espacio donde sepas que no vas a tener interrupciones o premura por terminar.

Primero acondiciona el lugar, siéntate preferiblemente en el suelo, quítate el calzado y los calcetines, pon las manos sobre las rodillas, cierra los ojos y relájate. Deja que resuene tu respiración y, sin ninguna prisa, sigue escuchando la resonancia acompasada en tu interior. Entiende que en algún momento se desviará el pensamiento, aparecerán imágenes triviales o trascendentales, situaciones cotidianas, miedos o frustraciones. No huyas de estos pensamientos, no te frustres. Continúa respirando y obsérvalos. Si ves que se desvía demasiado el curso del pensamiento, usa algún mantra verbal o musical, o simplemente vuelve a centrarte en el sonido de tu respiración. Oscila entre ello y la frugalidad de tu resistencia a no realizar el ejercicio de meditación de forma correcta. Sé paciente contigo mismo, escúchate y, cuando tu mente se desconecte, aprende de lo que has observado y elabora un plan para el resto del día o el día siguiente.

En cuanto a las interacciones sociales, es fundamental reconocer que somos seres sociales. Como especie, hemos alcanzado el éxito gracias a nuestra capacidad para relacionarnos y sumar como grupo. De hecho, en algún momento de nuestra historia, tan grave era no estar en este mundo como que te excluyeran de un grupo social al que hubieras pertenecido. Los mayores castigos de la historia, más allá de las ejecuciones, iban en torno a generar aislamiento social y sensación de no retorno.

Las interacciones sociales nos brindarán apoyo emocional, provocando una reducción del estrés debido al sentimiento de pertenencia, y mejorarán asimismo la diversidad como especie y la fortaleza de diferentes grupos étnicos.

PARA RECORDAR

- La mente confidente siempre te acompañará, de modo que entrénala con respeto y busca la excelencia sin tapujos. No te pongas límites y disfruta del camino.
- Pensar en grande no es exigirse imposibles, cree en ti y mantén siempre que sea posible una actitud positiva.
- Tu cuerpo está diseñado para rutinas de motivación y recompensa. Han sido claves en nuestro éxito como especie, así que aprovéchalo.
- La meditación ha demostrado que también influye sobre el sistema inmune, ya que disminuye la inflamación sistémica.
- Las interacciones sociales son esenciales para proporcionarnos protección y un lugar común donde recurrir en momentos de adversidad.

LA PREGUNTA PARA SUBIR NOTA → *¿Sabes cuál es la definición de salud de la OMS?*

La Organización Mundial de la Salud (OMS) define la salud (y cito textualmente) como «un estado de completo bienestar físico, mental y social, y no solamente la ausencia de afecciones o enfermedades». Así pues, tan importante es cuidar el cuerpo en su magnitud física como en la mental o social. Este apunte no es arbitrario, y creo que pone de relevancia la necesidad de que pongas en marcha iniciativas que te acerquen a un mayor conocimiento sobre tu psique y tus relaciones sociales. Explora todos los determinantes de la salud sin complejos ni ideas preformadas. La salud es algo multidimensional que implica también al ambiente, a los factores sociales y a las situaciones de riesgo de exclusión o soledad. Ayuda al prójimo, al menos, intenta no cultivar la indiferencia, dado que tan potente es tu acción como la ausencia de ella.

LA ANÉCDOTA → Voy a compartir contigo una reflexión muy personal, discúlpame la licencia. He creído necesario incluir este pequeño capítulo en un momento donde existe una dualidad del discurso motivacional. En muchos casos se plantea de forma superficial cómo vas a experimentar éxito, reconocimiento social y bienestar mental si mantienes una actitud positiva y cultivas tu mente. Por otro lado, se disculpa de manera exagerada el no cumplir ningún objetivo, el errar por sistema y el oscilar emocionalmente. Somos seres adaptativos y, como tales, necesitamos sentir que nos adaptamos a un nicho ecológico, que progresamos, nos relacionamos y buscamos una mejor comprensión de nuestro entorno. Si miras hacia atrás, la meditación (o, por ejemplo, el yoga) ha acompañado a grandes civilizaciones en su búsqueda del conocimiento y asunción de mejoras individuales. Como sociedad tenemos un reto fundamental, y es el de poder enseñar a nuestro entorno nuestras virtudes, metas y motivaciones. No debemos escondernos, dado que el grupo querrá que lo integren miembros con un grado de ambición y método, que puedan entender y aprender. Si estás leyendo este libro seguro que te resistes a creer que no hay lugar para el cambio, que no pasa nada por minimizar problemas o insistir en sendas dificultosas. Aprovecho para decirte que insistas, motívate, aprende. Tú puedes con lo que te propongas gracias a las confidencias de tu mente.

PARA SABER MÁS:

- Black, D. S., G. M. Slavich, «Mindfulness meditation and the immune system: a systematic review of randomized controlled trials», *Annals of the New York Academy of Sciences*, junio de 2016, n.º 1373(1), pp. 13-24. doi:10.1111/nyas.12998. Epub 21 de enero de 2016.
- Househam, A. M., C. T. Peterson, P. J. Mills, D. Chopra, «The Effects of Stress and Meditation on the Immune System, Human Microbiota, and Epigenetics», *Advances in Mind-Body Medicine*, otoño de 2017, n.º 31(4), pp. 10-25.
- Khalsa, D. S., «Stress, Meditation, and Alzheimer's Disease Prevention: Where The Evidence

Stands», *Journal of Alzheimer's Disease*, 2015, nº. 48(1), pp. 1-12. doi:10.3233/JAD-142766

- Yim, J., «Therapeutic Benefits of Laughter in Mental Health: A Theoretical Review», *The Tohoku Journal of Experimental Medicine*, julio de 2016, n.º 239(3), pp. 243-9. doi:10.1620/tjem.239.243
- Schaller, M., D. R. Murray, A. Bangerter, «Implications of the behavioural immune system for social behaviour and human health in the modern world», Philosophical Transactions of the Royal Society London B: Biological Sciences, 26 de mayo de 2015, n.º 370(1669), pp. 20140105. doi:10.1098/rstb.2014.0105

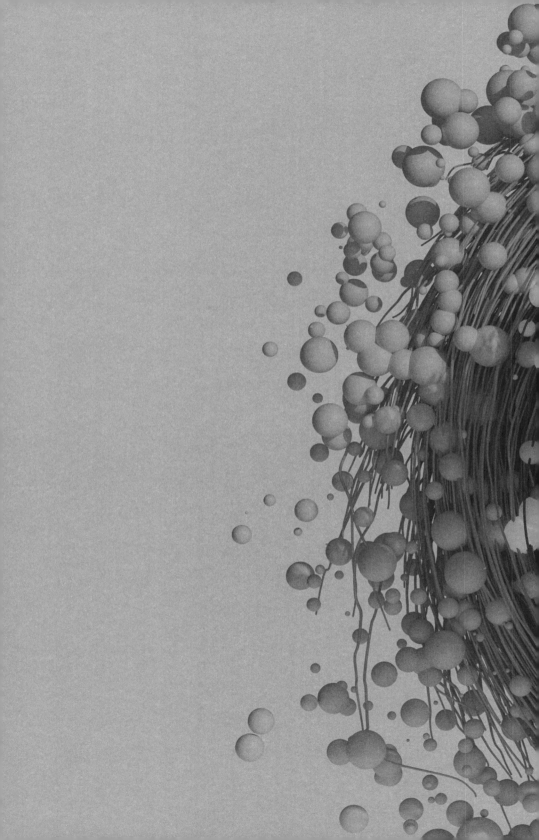

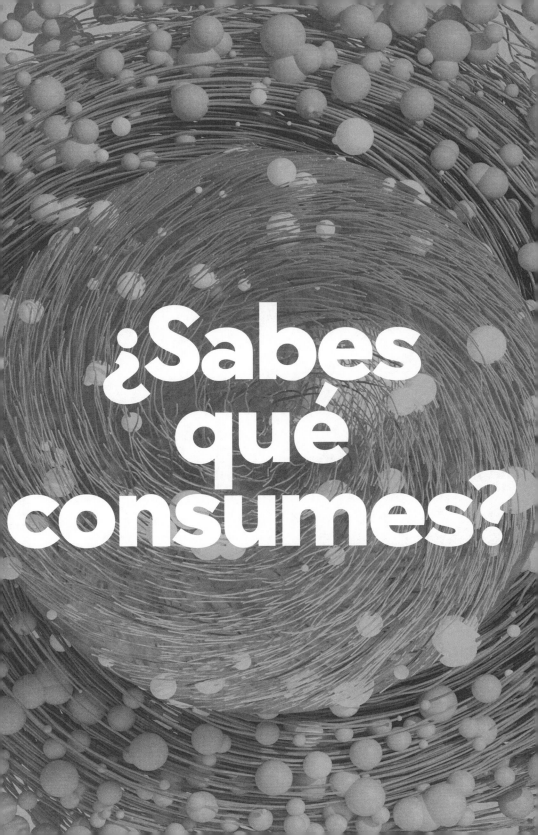

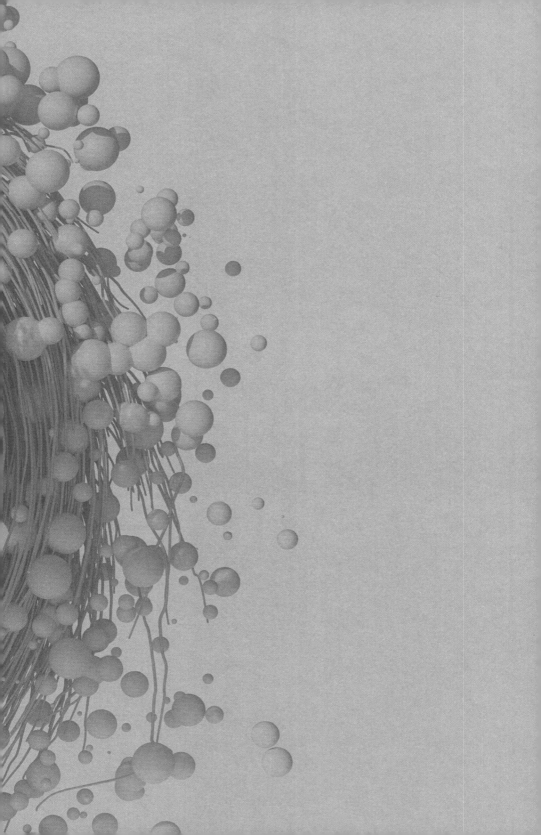

El papel
de la microbiota

Este capítulo bien podría titularse: «¿Sabes qué tocas con tu piel?», «¿Sabes qué compartes en un beso?», «¿Sabes qué respiras?» o «¿Sabes qué ADN llevas toda una eternidad heredando?». No obstante, he preferido centrarme en el tubo digestivo por las importantes implicaciones que tiene a nivel inmunológico. Dado que se trata de un tema con un interés creciente tanto para el público general como para la comunidad científica, vamos a empezar repasando algunas generalidades y desmintiendo conceptos difundidos erróneamente.

- La **microbiota** no comprende únicamente a las bacterias. Además de las bacterias, encontraremos parásitos, hongos, arqueas, protozoos y virus.
- La película que forma este microcosmos sobre los órganos se denomina «biofilm». Como su propio nombre indica, está vivo, interacciona continuamente con las células de nuestro cuerpo y se ve muy influido por nuestro estilo de vida.
- La microbiota no es lo mismo que el **microbioma**. Entender esto es importante, dado que cuando hablamos de microbioma englobamos más estructuras, tanto los

propios microorganismos como el conjunto de todo su ADN, así como el microambiente que los rodea.

- No todos los **gérmenes** que componen la microbiota van a tener las mismas características. Se dividen en comensales, mutualistas y patógenos. Los primeros son los menos peligrosos, sin capacidad patogénica, meros actores de reparto de nuestra flora. Los mutualistas nos darán muchas ventajas, sobre todo gracias a su capacidad de fabricar ácidos grasos de cadena corta antiinflamatorios o vitaminas del grupo B, esenciales para nuestras reacciones enzimáticas. Por último, los patógenos también vivirán con nosotros, aunque afortunadamente en cantidades mucho más pequeñas, son los causantes de las enfermedades bacterianas en muchas ocasiones (no siempre adquirimos la infección del exterior).

La importancia de la microbiota radica en sus implicaciones en el desarrollo, por ejemplo, enfermedades crónicas, riesgo cardiovascular, infertilidad o enfermedades autoinmunes. Podemos encontrar muchas asociaciones bien descritas en la literatura, y vamos a centrarnos en las siguientes:

- El síndrome metabólico, principalmente causado por enfermedades como la diabetes mellitus, la hipertensión arterial, la obesidad o la hipercolesterolemia, se encuentra muy influido por la alteración de la microbiota intestinal. Aparecerán toxinas circulantes y fuga de bacterias que pueden perpetuar un estado inflamatorio que aumentará la resistencia a la insulina para dar soporte al sistema inmune, agotado de tanta inflamación y lucha constante. Tendrá, además, un peso específico en la regulación del apetito, que es otro de los grandes sospechosos cuando incorporamos calorías innecesarias.

– Enfermedades autoinmunes, eminentemente aquellas donde el daño se produce a nivel intestinal. Ejemplos de ello son la enfermedad de Crohn o la colitis ulcerosa. De hecho, recientemente se ha descrito dentro de la etiopatogenia (causa fundamental) de este tipo de enfermedades, una alteración grave de la microbiota intestinal.

– Infertilidad, que afecta al endometrio (la pared interior del útero). Esta mucosa es el lugar donde se implantará el embrión humano, y para ello necesita unas condiciones físicas y químicas, favorecidas por una correcta salud de su microbiota. También se cree que los desórdenes a nivel de la flora vaginal pueden condicionar una mayor predisposición a abortos (debido a la infección provocada por alguna bacteria patógena) o incluso a partos prematuros por acortamiento del cérvix uterino. Otros trabajos relacionan la disbiosis del cuello del útero y del endometrio con la aparición o el desarrollo de preeclampsia.

– Cáncer, donde existen ejemplos claramente estudiados y descritos, como puede ser la infección crónica por *Helicobacter pylori* a nivel gástrico y su relación con el cáncer de estómago. También se han encontrado asociaciones entre alteraciones de la microbiota y el cáncer colorrectal, de piel o de mama.

– Demencia, claramente relacionada con la salud del eje intestino-cerebro. En este punto me gustaría enfatizar que existe todavía suficiente controversia como para no aseverar una relación directa. No obstante, prometedoras investigaciones ponen de relevancia la conexión del nervio vago a nivel intestinal, así como la importancia de los neurotransmisores producidos por bacterias intestinales. Se trata de un tema que cabe seguir de cerca.

PARA RECORDAR

- La microbiota es el conjunto de microorganismos que viven sobre una superficie orgánica, en este caso, nuestro organismo.
- El microbioma es ese conjunto de microorganismos, los metabolitos que producen junto con la dotación genética que aportan a nuestro organismo.
- Para diferenciar microbiota y microbioma, podemos entender la microbiota como los microorganismos en sí y el microbioma como el *órgano* que forman.
- Los microorganismos que habitan en nuestro interior pueden ser comensales (sin interacción relevante), simbiontes (una relación de beneficio mutuo) o patógenos (agresivos, con capacidad de dañar nuestro organismo).
- La alteración de la microbiota puede relacionarse con el desarrollo de enfermedades y con un pobre control de la inflamación.

LA PREGUNTA PARA NOTA → *¿Qué otras localizaciones estarán colonizadas por bacterias?*

Al principio del capítulo nos hemos quedado con la miel (o la microbiota) en los labios, cuando esperábamos saber más sobre la microbiota de nuestro cuerpo. Así pues, más allá de que en el tracto gastrointestinal tenemos billones de bacterias, la piel, la cavidad oral, las vías respiratorias o el tracto urogenital (¡incluso la leche materna!) son otras localizaciones preferentes de nuestra microbiota.

De todas ellas, la piel es el siguiente órgano con mayor número de bacterias. No obstante, vamos a encontrar diferentes concentraciones de bacterias dependiendo de la parte de la piel que esté más o menos expuesta al sol, con mayor o menor fricción, cantidad de folículos pilosos, etc. Las más frecuentes son *Staphylococcus*, *Streptococcus*, *Corynebacterium* y *Propionibacterium*. Prestaremos especial atención a cómo diferentes desajustes de la microbiota causarán enfermedades propias de la superficie cutánea, como pueden ser la dermatitis atópica, el acné o la rosácea. También es importante la implicación de estas bacterias en el olor corporal o la sequedad de la piel. La microbiota cutánea estará de lleno implicada, incluso, en la conexión química entre especies (más allá del mencionado olor corporal).

Estudiando las vías respiratorias, sabemos que los desórdenes de la microbiota del tracto respiratorio, tanto superior como inferior, se relacionarán con enfermedades como el asma o la bronquitis crónica. De hecho, algunas enfermedades pulmonares sistémicas como la sarcoidosis se han asociado con problemas de la microbiota del pulmón.

En la leche materna también podemos encontrar un gran número de bacterias, es una de las principales fuentes para obtener una flora intestinal variada en el bebé lactante. Más allá de la conocida IgA que transmitimos por la leche, hemos de saber que en ella también van diluidos ácidos grasos de cadena corta con acción antiinflamatoria y probióticos con acción inmunomoduladora.

Por último, pero no por ello menos importante, vamos a encontrarnos con una región anatómica donde el conocimiento de la microbiota está teniendo un papel preponderante en nuestros días.

Me refiero al conocimiento de la flora urogenital, básica para la evaluación de problemas relacionados con infecciones urinarias de repetición o abortos o fallo de implantación embrionaria.

He obviado la microbiota oral porque a ella le dedico otra parte de este libro.

LA ANÉCDOTA → Cuando empecé mi formación como residente de medicina interna, tuve un paciente con una infección crónica a nivel pulmonar que había evolucionado durante muchos años, y los gérmenes de su árbol respiratorio no tenían tratamiento antibiótico posible. En gran parte motivado por mi gran referente (la primera adjunta con la que tuve el honor de rotar durante seis meses) y en parte por mi obcecación para buscar soluciones, conocí las terapias con fagos. Los fagos (bacteriófagos) son virus que necesitan infectar bacterias para sobrevivir. Después de establecer contacto e introducir su material genético en el de la bacteria, irán fabricándose pequeños viriones sin control, hasta que la membrana de la bacteria no aguanta más y se rompe, liberando todos los virus a su exterior. Como consecuencia, la bacteria muere y se infectan todas las de alrededor. Pues bien, mi mentora me pasó un estudio en el que unos investigadores georgianos (sí, de Georgia y con laboratorio en Georgia) habían publicado datos muy prometedores sobre cómo tratar de forma alternativa a pacientes con bacterias sin opciones de tratamiento antibiótico. Ni corto ni perezoso me puse a investigar al equipo en cuestión y al parecer se podían conseguir algunos de los bacteriófagos en un laboratorio de nuestro país. Pues bien, buscando en el baúl de los recuerdos he encontrado el e-mail que envié al eminente jefe del grupo de investigación:

Buenos días, Dr. ------.

Me presento, mi nombre es Enrique Esteve. Soy médico residente de medicina interna y me gustaría pedirle unos minutos de su tiempo.

En primer lugar, felicitarle a usted y todo su equipo de investigación acerca del biofilm, ya que soy un fiel seguidor de sus publicaciones, y he de reconocer que es ilusionante seguir creyendo en el empuje de gente como ustedes.

*No es una mera formalidad. Soy un neófito en la materia del biofilm (me siento muy pequeño en cuanto a conocimientos cuando leo sus artículos), pero, **tengo la intención de poder ser útil para la ciencia**.*

Especialmente me interesaron dos de las últimas publicaciones (la relacionada con fagos y la de la claritro). Bueno, sinceramente, es incierto decir que solo estas últimas dos.

Habiendo hecho, pues, una pequeña presentación, quisiera plantearle mi «proposición».

En mi hospital está naciendo un grupo multidisciplinar en el que participarán practicamente todas las especialidades médicas o quirúrgicas para con el biofilm. Yo me dedico más a la parte delimitada a la pseudomona y las bronquiectasias, pero tenemos de todas las esferas: prótesis, mallas quirúrgicas, sinusitis, endocarditis valvulares, etc., etc., etc...

Entre nuestro grupo (del cual soy como comprenderá un afortunado), hay grandes estudiosos del biofilm como ------ ... y así hasta sumar un total de más de treinta profesionales implicados.

Mi misión es meramente informativa. Sin duda, sería un inmenso placer poder establecer algún tipo de vínculo, pero ha de entender que en primer lugar estoy hablando bajo mi propia voz y responsabilidad (si bien no represento a nadie); pero sí me gustaría que detectara la ilusión de este lado del ordenador y las ganas de implantar nuevas medidas que puedan beneficiarnos a nosotros en la práctica médica, a ustedes en la investigación y, sobre todo, a los pacientes.

Muchas gracias
Ostras, me he emocionado al leerlo, ¡qué recuerdos!

PARA SABER MÁS:

- El-Sayed, A., L. Aleya, M. Kamel, «Microbiota's role in health and diseases», *Environmental Science and Polluttion Research International*, julio de 2021, n.º 28(28), pp. 36967-36983. doi:10.1007/s11356-021-14593-z. Epub 27 de mayo de 2021.
- Croci, S., L. I. D'Apolito, V. Gasperi, M. V. Catani, I. Savini, «Dietary Strategies for Management of Metabolic Syndrome: Role of Gut Microbiota Metabolites», *Nutrients*, 21 de abril de 2021, n.º 13(5), pp. 1389. doi:10.3390/nu13051389
- Davenport, E. R., J. G. Sanders, S. J. Song, K. R. Amato, A. G. Clark, R. Knight, «The human microbiome in evolution», *BMC Biology*, 27 de diciembre de 2017, n.º 15(1), p. 127. doi:10.1186/s12915-017-0454-7
- Christovich, A., X. M. Luo, «Gut Microbiota, Leaky Gut, and Autoimmune Diseases», *Frontiers in Immunology*, 27 de junio de 2022, n.º 13:946248. doi:10.3389/fimmu.2022.946248
- Botía-Sánchez, M., M. E. Alarcón-Riquelme, G. B. Galicia, «Cells and Microbiota in Autoimmunity», *International Journal of Molecular Sciences*, 3 de mayo de 2021, n.º 22(9), p. 4846. doi:10.3390/ijms22094846.

El huerto de tu intestino

Nuestro intestino es un huerto en continuo crecimiento y evolución. Con este ejercicio de abstracción, lo primero que recuerdo es lo difícil que fue enfrentarme a un huerto por primera vez: cómo arar la tierra, qué sistema de riego utilizar, las diferentes etapas de siembra y recogida, y cómo cuidarlo de manera sostenible para evitar plagas y favorecer la biodiversidad. Nuestro epitelio intestinal son diferentes capas, igual que lo son los estratos del suelo. En nuestro interior existe una biodiversidad que también permanece en constante equilibrio y evolución, y pueden darse plagas, agentes tóxicos o un daño permanente del terreno de siembra. Gracias a este paralelismo, podremos entender nuestro intestino según las diferentes capas:

- **Capa epitelial superficial** → Región más externa de nuestro intestino (aquella en contacto directo con alimentos, plegada sobre sí misma formando vellosidades que aumentarán la superficie de absorción). La imagino semejante a los diferentes relieves que realizaremos en un huerto para aprovechar al máximo su superficie. Debe estar correctamente hidratada, libre de microorganismos patógenos y *malas hierbas* (estrés oxidativo, inflamación innecesaria). Desempeña el papel protagonista al encargarse de la absorción de los nutrientes.

- **Células caliciformes** → Podríamos compararlas con el mantillo de nuestro huerto. Las células caliciformes tienen como función liberar moco y diferentes sustancias nutritivas, y cuidan el microambiente intestinal. Gracias a estas sustancias podremos formar nuestro propio compost, encargado de controlar la temperatura del huerto y favorecer el crecimiento de microorganismos beneficiosos.

- **Capa de células enteroendocrinas** → Estas células forman parte del estrato medio de nuestro intestino y cumplen funciones de liberación de hormonas, lo cual favorecerá que las glándulas intestinales crezcan y se diferencien correctamente. En este caso estaríamos hablando de los niveles intermedios del huerto, que es donde encontramos habitualmente las raíces, claves para la absorción de nutrientes. Las células glandulares de nuestro intestino tienen la capacidad de secretar hormonas como la colecistoquinina, la secretina o la serotonina; involucradas en la movilidad del intestino y la absorción de diferentes nutrientes. Las raíces de las plantas liberarán también sustancias como las fitohormonas (auxinas, giberelinas, citoquininas), favorecedoras del crecimiento y motilidad de las mismas raíces. Se liberan también enzimas digestivas (en nuestro huerto intestinal y urbano) capaces de digerir nutrientes intermedios e incorporarlos a la circulación general. Todo esto favorecerá el crecimiento de células o plantas cercanas.

- **Capa de células de Paneth** → Muy cercana a la capa basal del intestino delgado, en su situación más profunda. Estas células en forma de cáliz terminan revistiendo criptas y están cargadas de gránulos zimógenos. Podríamos compararla con las capas más profundas del suelo, donde diferentes estratos en descomposición por microorganismos irán digiriendo los compuestos que lleguen a las regiones más profundas del suelo y de nuestro intestino. Es una capa con un doble filo, dado que, al igual que un huerto poco saneado donde se genere una base demasiado cargada de materia en descomposición, las células de Paneth pueden contribuir a su inflamación crónica. Por lo general, su función se verá alterada en una enfermedad inflamatoria intestinal, como podría ser la criptitis que se presenta en la enfermedad de Crohn.

EL HUERTO EN TU INTESTINO

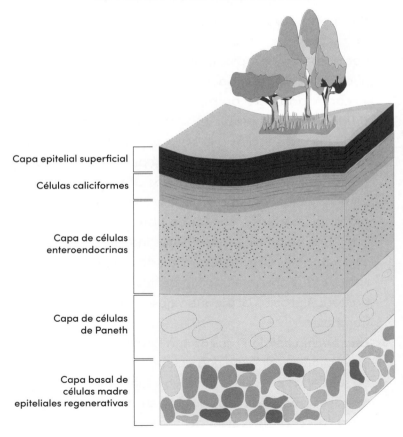

Capa epitelial superficial

Células caliciformes

Capa de células enteroendocrinas

Capa de células de Paneth

Capa basal de células madre epiteliales regenerativas

- **Capa basal de células madre epiteliales regenerativas** → En el fondo de nuestro huerto tenemos semillas que crecerán para revitalizar las plantas que lo forman. Nuestro epitelio más basal obedece a los mismos impulsos de regeneración y rejuvenecimiento de la mucosa intestinal.

Ahora, que ya tenemos bien estratificado nuestro huerto, podemos seguir con nuestro ejercicio de imaginación y trasladar las hortalizas a nuestra microbiota:

1. *Lactobacillus*: son los principales componentes de nuestro huerto, con un gran poder nutritivo, pero también con bastante fluctuación en su número según la salud del huerto. Los comparo con la lechuga, una de las hortalizas básicas, indispensables en todo buen huerto, conocida por sus propiedades saludables, el dinamismo y microambiente que generará en el huerto, así como por su capacidad para promover la digestión.

2. *Bifidobacterium*: las bifidobacterias son ese fiel escudero de los lactobacilos a la hora de mantener la salud de nuestro huerto intestinal. Podríamos asociar esta bacteria con los espárragos, famosos por sus propiedades como prebióticos, su resistencia y sus efectos antiinflamatorios. También contienen fibra que alimenta a las bacterias beneficiosas en el intestino, al igual que el *bifidobacterium*, productor de ácidos grasos de cadena corta, indispensable para la protección del resto de las bacterias gracias al bloqueo que producirá sobre la inflamación.

3. *Escherichia coli*: la *E. coli* es una bacteria muy habitual en la flora intestinal. Tiene una actuación dual, ya que alguna de sus cepas puede ser invasiva y fuertemente patógena, mientras que, en un estado de equilibrio, son necesarias para la correcta salud de la microbiota. Podríamos

compararla con los tomates, una hortaliza muy saludable pero cuyo cultivo y preservación son muy laboriosos.

4. **Bacteroides**: tienen un papel protagonista en la descomposición de los alimentos y la producción de ácidos grasos de cadena corta. Las podríamos relacionar con las zanahorias, hundidas lo suficiente como para depurar el suelo de nuestro huerto. Además, son ricas en fibra, lo cual contribuirá a la salud digestiva.

5. **Streptococcus**: en su justa medida es necesaria, aunque puede aprovechar disbiosis para establecer infecciones. La podemos comparar con las patatas que, ocultas, acostumbran a tapizar el huerto con una mata muy susceptible a plagas.

6. **Akkermansia muciniphila**: parte fundamental de la salud intestinal, ya que desempeñan un papel en la regulación del peso y el metabolismo. Gracias a su acción se formarán correctamente las uniones entre las células intestinales, como las espinacas, muy ricas en nutrientes y básicas para la salud intestinal.

7. **Faecalibacterium prausnitzii**: la podríamos comparar con el brócoli, gran fijador de fibra, esencial para realizar un correcto tránsito intestinal.

8. **Prevotella**: similar a la remolacha, debido a las propiedades prebióticas de ambas, esenciales para una correcta salud del intestino.

9. **Roseburia**: me la imagino como la col rizada, ya que tanto la roseburia como la col son una fuente importantísima de fibra.

10. **Clostridium butyricum**: podríamos realizar el paralelismo con el pimiento, ya que ambos están en la cadena de producción de ácidos grasos de cadena corta y controlan la inflamación.

PARA RECORDAR

- La microbiota intestinal está directamente relacionada con el sistema inmunológico que forma parte del intestino.
- En el interior del intestino se lleva a cabo una síntesis de vitaminas esenciales gracias a la acción de las bacterias *buenas* de nuestra microbiota.
- El intestino es un complejo tubo enrollado sobre sí mismo, en el que se dan mecanismos hormonales, inmunológicos y propios del sistema nervioso autónomo. Es, sin duda, uno de los órganos con mayores atribuciones en nuestra salud.
- Una microbiota intestinal saludable estará formada por un correcto equilibrio entre firmicutes y bacteroidetes, teniendo como principal beneficio la producción de ácidos grasos de cadena corta antiinflamatorios o vitaminas esenciales.
- El equilibrio de la microbiota intestinal puede romperse dando lugar a fenómenos de disbiosis o incluso de enfermedad, como es el caso de la permeabilidad intestinal o del sobrecrecimiento bacteriano del intestino delgado.

LA PREGUNTA PARA NOTA → *¿Sabes cómo cuidar tu microbiota?*

La teoría está muy bien, pero hay que llevarlo a la práctica. Así que:

- – Intenta disminuir en la medida de lo posible los productos ultraprocesados, los azúcares industriales, la bollería industrial. Huye de todo lo que sea meramente azúcar artificial y carbohidratos de usar y tirar.

– Mantén una alimentación variada, da protagonismo a los productos de temporada, de proximidad y con etiqueta Bio.
– Intenta que la dieta, además de variada, sea equilibrada. Hablando de calorías totales ingeridas, aproximadamente un 50-60 por ciento de la dieta sería en forma de alimentos ricos en fibra y carbohidratos complejos (frutas, legumbres, cereales integrales...). Un 15-20 por ciento lo compondrían las proteínas magras, ya sea pollo, pavo, pescado, tofu... Otro 15-20 ciento para grasas, de las cuales un 5-10 por ciento como máximo serían grasas saturadas. Entre las grasas saludables encontramos monoinsaturadas (AOVE, aguacates, nueces...) y poliinsaturadas omega-3 (aceites de pescado, pescado azul preferiblemente de pequeño tamaño, semillas de chía...).
– Consume el resto del porcentaje repartido entre fermentados (yogur, kéfir, kimchi...) y prebióticos (ajo, cebolla, puerro, espárragos, avena, linaza...).
– Usa los antibióticos solo bajo prescripción médica con un claro objetivo terapéutico y estableciendo siempre que sea posible una pauta posterior de probióticos para restablecer la flora intestinal.

 LA ANÉCDOTA → Esta anécdota la recuerdo con mucho cariño. Estaba en cuarto de Medicina, era mi rotación por obstetricia, mi primera guardia nocturna en un hospital. Vino una mujer en trabajo de parto, una mujer realmente especial. Durante la larga espera, me contó una historia fantástica sobre su vida. Escenarios, giras, fama... Creo que era bastante famosa en aquella época, aunque yo y mi abstracción no supimos quién era hasta que me lo explicaron. Pero, vaya, no vengo a hablaros de ella ni a desvelar algún detalle que pueda comprometer la relación médico (estudiante)-paciente. Estábamos ella, su marido, los residentes que iban turnándose de guardia, las matronas, las TCAI y yo. En cualquier caso, yo estaba tan nervioso como ellos, era la primera vez que iba a sacar (esa era mi ilusión, aunque en mi fuero interno estaba bastante impresionado por todo) un bebé. Huelga decir que mi especialidad (medicina interna) probablemente sea la más alejada de todo lo sangriento que puede implicar la medicina (y los partos, sin duda, son sangrientos).

El trabajo de parto avanzaba y para paliar mi nerviosismo empecé a hablarles tanto a la madre como al padre del piel con piel. Hablaba de la microbiota del canal del parto, de cómo los mamíferos lamían a su bebé cuando nacía para compartir la microbiota oral y darles un recubrimiento de gérmenes que les protegieran y crearan su propio ecosistema. En un momento dado, el padre se vio profundamente impresionado (no sé si por el cansancio o por la *turra* que le estaba dando) y tuvo que salir del paritorio. Seguía yo con las lindezas de la lactancia materna y sus implicaciones con las defensas del lactante cuando el parto se aceleró y empezó a salir el bebé (el padre ya estaba en el paritorio). La mami supercampeona empujaba y, con cada grito, el padre, al que así de la mano, me iba machacando la mía. El último tramo del expulsivo se alargó unos interminables quince minutos, en los cuales temí verdaderamente por la integridad de mi metacarpo derecho. Gracias a Dios, vi a las matronas y ginecólogas muy tranquilas, y supe que eran de otra pasta. Allí estaba yo, pensando en la microbiota uterina mientras otras personas ayudaban a la mami a tener a su bebé. Todo iba a la perfección, la residente de obstetricia terminaba de sacar al bebé y, cuando ya estaba con casi todo el cuerpo fuera, sus padres me preguntaron si quería terminar de sacarlo y entregárselo. Recuerdo aquel instante feliz, con lágrimas en los ojos. Un privilegio haber sido partícipe de aquel nacimiento. Ojalá supiera quién es aquel bebé, pero seguro que con el amor que le profesaban sus padres, la vida debe de estar sonriéndole.

Te cuento esto porque sus padres tuvieron un gesto que no olvidaré: pude darles a su pequeño al instante de nacer, sano, llorando y recubierto de la microbiota materna. Sin duda, uno de los momentos más dichosos que recuerdo de esta privilegiada profesión que es la medicina.

PARA SABER MÁS:

- Adak, A., M. R. Khan, «An insight into gut microbiota and its functionalities», *Cellular and Molecular Life Sciences,* 2019, n.º 76(3), pp. 473-493. doi:10.1007/s00018-018-2943-4
- Schoeler, M., R. Caesar, «Dietary lipids, gut microbiota and lipid metabolism», *Reviews in Endocrine and Metabolic Disorders,* 2019, n.º 20(4), pp. 461-472. doi:10.1007/s11154-019-09512-0
- Góralczyk-Bińkowska, A., D. Szmajda-Krygier, E. Kozłowska, «The Microbiota-Gut-Brain Axis in

Psychiatric Disorders», *International Journal of Molecular Sciences,* 2022, n.º ;23(19), p. 11245.

- Zamora, N., J. Suez, E. Elinav, «You are what you eat: diet, health and the gut microbiota», *Nature Reviews Gastroenterology & Hepatology,* 2019, n.º 16(1), pp. 35-56. doi:10.1038/s41575-018-0061-2

- Zhao, P., S. Zhao, J. Tian, X. Liu, «Significance of Gut Microbiota and Short-Chain Fatty Acids in Heart Failure», *Nutrients,* 2022, n.º 14(18), p. 3758. 11 de septiembre de 2022. doi:10.3390/nu1418 3758

Crononutrición

La crononutrición redefine cómo enfocamos nuestros hábitos alimentarios. Vamos a poner en valor, no solo lo que comemos, sino cuándo lo hacemos, así como las diferentes combinaciones y cantidades de alimentos en función de la hora del día. Y todo esto sin tener que contar calorías.

Hay que recordar siempre que el pilar básico de cualquier enfoque nutricional debe basarse en una dieta equilibrada y variada, que incluya todos los grupos de alimentos en las cantidades adecuadas, tal como mencionamos en el capítulo anterior. Así pues, ya sea siguiendo la guía de la crononutrición o cualquier otra estrategia nutricional, hay que poder escoger bien el menú, diseñarlo con un poco de antelación en lugar de responder al impulso aprendido de comer a cualquier hora del día y cualquier cantidad. En este libro hablamos de crononutrición porque es la que más he podido investigar y comprobar sus beneficios en pacientes con inflamación crónica o enfermedades autoinmunes. Me gustaría resaltar que esta elección se debe al sentido evolutivo que intento dar a todo para comprender la fisiología humana. Así pues, nuestro organismo está diseñado para adaptarse al ciclo del sol, ya sea para realizar grandes travesías, esfuerzos de caza o batidas de recolección. Nuestros pulsos hormonales montados en cortisol y las hormonas del estrés necesitarán un combustible para mantener los músculos con capacidad de respuesta. Conforme cae nuestra actividad física, el exceso de calorías se irá transformando en carbohidratos más complejos y, en último término, en materia grasa. No obstante, para llegar a almacenar grasa, mucha de la cual se conocerá como *grasa mala* (la grasa visceral que rodea órganos del cuerpo sobre todo a nivel abdominal), se producen muchas reacciones de reducción-oxidación-compactación de energía que termina pasando factura a nuestro metabolismo. Piensa en un horno procesando alimentos, haciendo pasteles o pizzas, almacenando calor que difícilmente luego conseguimos disipar en situación de reposo (lo que sucede, por ejemplo, con los atracones nocturnos).

Es por ello por lo que la crononutrición sincronizará la glándula pineal, el hipotálamo y el sistema nervioso central con la glándula suprarrenal, el eje del estrés y metabolismo muscular. Todo esto hace confluir la alimentación hacia una distribución temprana de la energía. Para poder alinearnos con nuestro entorno, usaremos de forma inconsciente los *zeitgebers* («dadores de tiempo», en alemán), señales ambientales inequívocas del momento del día en el que estamos. Pues bien, hay un concepto básico que hay que retener, y es que nuestra alimentación montada sobre ritmos circadianos va a reforzar este reloj interno dándole automatismos esenciales para su correcto funcionamiento. Del mismo modo, ejercer una disrupción de esta jerarquía calórica, comiendo a deshoras o cantidades inconfesables, alterará lo aprendido y nos pondrá en la casilla de salida de la sincronización.

Partimos de la base de que cualquier ingesta de alimentos viene determinada por un estricto control externo, determinado por el gasto energético (tasa metabólica basal, termogénesis secundaria al ejercicio o la dieta). Este patrón repetido que en animales tan bien funciona, en el caso de los seres humanos viene condicionado por la planificación, la recompensa inmediata y las decisiones azarosas. Digamos que hemos aprendido a comer de forma caprichosa, sin motivo, solo por el placer de comer. Esa recompensa inmediata de la ingesta vendrá seguida de alteraciones en el ritmo circadiano, muchas de las cuales terminarán siendo irreversibles. Cabe mencionar el impacto que tendrán los diferentes *menús* que ingerimos, cada cual con distinta estructura, servidos en muchas ocasiones en horas no ajustadas a nuestro cronotipo e, incluso, manteniendo una elevada ingesta calórica a altas horas de la madrugada por requerimientos laborales.

Unos principios básicos a la hora de elaborar cualquier menú deberían cumplir con los siguientes estándares: alimentos frescos, de proximidad y de temporada. Sería conveniente asimismo intentar seguir el rastro de los alimentos para saber de dónde proviene lo que ingerimos y qué cantidad de nutrientes esenciales puede aportarnos. Intenta adaptar la dieta a tus necesidades, pero siendo muy tolerante con tus gustos y paladar. Es esencial también mantener siempre una hidratación adecuada para la correcta absorción de nutrientes y formación de heces. No luches contra tus costumbres, no busques remedios milagrosos. Integra de manera racional y sana los alimentos que sabes que son saludables dentro de tu paleta de sabores preferidos. Explorar de tanto en tanto alguna novedad, pero no olvides rodearte de superalimentos, y permítete fallar.

Recuerda que la disrupción de tus ritmos circadianos en la nutrición puede estar relacionada con el desarrollo de enfermedades cardiovasculares, obesidad, alteraciones hormonales y metabólicas, y también con la aparición de enfermedades autoinmunes.

PARA RECORDAR

- La crononutrición busca sincronizar nuestra ingesta de calorías con el ritmo circadiano para hacer un uso más eficiente de la energía y evitar así un sobrenadante de calorías que se puedan transformar en inflamación o tejido graso.
- La crononutrición no establece un abordaje restrictivo e imposible de realizar, todo lo contrario: te hace escuchar tu cuerpo y tus biorritmos.
- Rodéate siempre de alimentos frescos, de temporada y de proximidad.
- Huye de los ultraprocesados y azúcares industriales.
- No generes periódicamente disrupción en tu ritmo de crononutrición si no quieres echar por tierra todo el trabajo de sincronización realizado.

LA PREGUNTA PARA NOTA → *¿Sabes qué alimentos comer en cada momento del día?*
Partimos de que las necesidades nutricionales de cada uno son diferentes y de que están determinadas por la actividad física, la condición física, la edad, las patologías crónicas, el estado nutricional previo, etc. Este axioma lo integramos con el de la crononutrición, en el cual el uso de las calorías va a verse disminuido drásticamente a partir de las tres de la tarde.

Aquí tienes los alimentos *ideales*. No se trata de un menú, puedes combinarlos a tu gusto, igual que el horario, que he querido adaptarlo al máximo a la rutina *mediterránea*:

- Levantarse, un vaso de agua en ayunas.
- 06.00-07.00: pan integral, avena, yogur, kéfir, kimchi, queso blanco, huevo duro, huevo

revuelto, aguacate, manzana, plátano, proteína magra (pavo, pollo)... Energía: café, té, mate, al gusto del consumidor.

– 10.00: frutos secos o frutos del bosque (arándanos, frambuesas, higos...).

– 13.00: arroz integral, pasta de garbanzo, quinoa, legumbres, ensalada (hortalizas de temporada), AOVE, crema de calabaza o calabacín, pavo, pollo, sardina, dorada, lenguado, moluscos...

– 17.00: un batido natural, por ejemplo, de zanahoria con naranja (con yogur griego y miel), espinacas con piña (añadiendo agua de coco y miel) o aguacate con plátano (con leche de almendras y miel). Sí, ya sé que todos los batidos llevan miel, me pirra la miel.

– 20.00: crema de verduras (espinacas, zanahoria), caldo de huesos, boquerón, pavo, tofu, cefalópodos...

– 20.45: una infusión.

Debemos recalcar la importancia de la hidratación frecuente durante todo el día acompañada de movimiento, movimiento y movimiento. Me gustaría resaltar que sabes mucho más de lo que piensas de crononutrición, de modo que adapta tu metabolismo a la demanda de tu organismo, no a lo que te demanden la ansiedad o la falta de organización/tiempo, y mucho menos a lo que te quieran imponer.

 LA ANÉCDOTA → «En el equilibrio está la virtud». Dejo esta reflexión como consejo sincero ante el bombardeo de *dietas*, modalidades de nutrición, combina-

¿SABES QUÉ CONSUMES?

ciones infinitas de platos y obsesión por la optimización de nutrientes. Cierto es que, en un abordaje integrativo de nuestra salud, un pilar fundamental es la nutrición. De hecho, la salud del sistema inmunológico va a estar en parte condicionada por cómo nos nutrimos y la relación que tenemos con la comida. Es por ello por lo que muchos nutricionistas velan por asociar los grupos de alimentos y la oferta actual de nuestros mercados a padecimientos de salud en ocasiones muy complejos. Tras esta reflexión subyace que un nutricionista sincero se adaptará a la realidad de tu bolsillo, al producto del que puedas disponer, a tus gustos y, obviamente, a los alimentos que más te vayan a beneficiar de lo que tengas disponible. Hecha esta aclaración, confío en tu criterio y sentido común. Huye de las recetas milagro, los abordajes intensivos y las nuevas modas dietéticas.

Me gustaría dar mi versión más personal de cómo enfoco mi relación con la comida, dado que, como buen valenciano, vengo de familia de pescadores y cocineros expertos en hacer paellas y reunir a gente alrededor de una mesa.

Desde hace no demasiado tiempo conozco un término del que caí prendado (lo cual tampoco es un mérito superlativo, soy de enamoramiento fácil). Es un término que se ajusta mucho a cómo he visto a mis grandes referentes en cocina (abuelo paterno, mi madre, mi mujer) relacionarse con la comida. Se trata del *mindfulleating*, que se traduce como comer con atención plena y disfrutando del proceso de elaboración y consumo. Esto es, tener una conciencia plena del acto de comer, sin distracciones («*a la taula i al llit al primer crit*» o sea, «en la mesa y en la cama a la primera orden»). Prestar atención al color, a la textura, al olor... Disfrutar del acto si puede ser de forma social, compartir. Comer lentamente, masticar y saborear. No juzgar la comida ni atribuirle propiedades mágicas o maléficas. Come de forma intuitiva y reconoce tus emociones, y mejorarás tu relación con la alimentación.

 PARA SABER MÁS:

- Venter, C., S. Eyerich, T. Sarin, K. C. Klatt, «Nutrition and the Immune System: A Complicated Tango», *Nutrients,* 2020, n.º 12(3), p. 818. 19 de marzo de 2020. doi:10.3390/nu12030818
- Iddir et al, «Strengthening the Immune System and Reducing Inflammation and Oxidative Stress through Diet and Nutrition: Considerations during the COVID-19 Crisis», *Nutrients*, 27 de mayo de 2020, n.º 12(6), p. 1562. doi:10.3390/nu12061562
- Barrea et al, «Nutrition and immune system: from the Mediterranean diet to dietary supplementary through the microbiota», *Critical Reviews in Food Science and Nutrition*, 2021m n.º 61(18), pp. 3066-3090. doi:10.1080/10408398.2020.1792826. Epub 21 de julio de 2020.
- López Plaza, B., L. M. Bermejo López, «Nutrition and immune system disorders», *Nutrición Hospitalaria*, 15 de octubre de 2017, n.º 34 (Supl 4), pp. 68-71. doi:10.20960/nh.1575.
- Gombart, A. F., A. Pierre, S. Maggini, «A Review of Micronutrients and the Immune System-Working in Harmony to Reduce the Risk of Infection», *Nutrients*, 16 de enero de 2020, n.º 12(1), p. 236. doi:10.3390/nu12010236

- Flanagan, A., D. A. Bechtold, G. K. Pot, J. D. Johnston, «Chrono-nutrition: From molecular and neuronal mechanisms to human epidemiology and timed feeding patterns», *Journal of Neurochemistry*, 2021, n.º 157(1), pp. 53-72. doi:10.1111/jnc.15246

Disruptores endocrinos

Los disruptores endocrinos están últimamente en boca de todos. Vamos a intentar explicarlos de manera sencilla, dado que vivimos rodeados de sustancias químicas, muchos de ellas reconocidos tóxicos (y así están etiquetados, y, como tales, los evitamos o nos protegemos contra ellos), pero muchos otros aparecen en productos cotidianos, de cuya peligrosidad no tenemos conciencia. Se caracterizan por alterar procesos endocrinos directamente relacionados con el crecimiento, la fertilidad y el envejecimiento. De forma secundaria se verán afectados nuestro sistema inmune y nuestra homeostasis interna, lo que, por lo general, producirá ciertos procesos que tenderán al debilitamiento y a alteraciones irreversibles en las células inmunológicas. A largo plazo, el daño en el ADN de las células puede favorecer la aparición de tumores e, incluso, afectar al desarrollo embrionario dando lugar a abortos por daño cromosómico.

Pero... ¿qué hacen sus efectos? En realidad, es sencillo de entender. Pueden comportarse como agonistas, imitando la actividad de una hormona; como antagonistas, uniéndose a un receptor de una hormona impidiendo que esta se una; alterando reacciones enzimáticas o uniéndose a proteínas transportadoras impidiendo que realicen su función de transportar la hormona que están bloqueando.

¿Qué son? Polifenoles, PCB, PCDD, PCDF, PBDE, compuestos perfluorados, DDT, DDE, plaguicidas, metales pesados, bisfenol A, alquilfenoles, ftalatos, BPA (policarbonatos y resinas epoxi), parabenos... hasta 312... ¡Por ahora!

Vamos a entrar más en detalle en alguno de ellos:

- Bisfenol A (BPA): usado en la fabricación de plásticos, de los cuales vivimos rodeados. Es especialmente dramático que se puedan llegar a detectar microplásticos y bisfenol incluso en placentas humanas. Solemos encontrarlo en productos de usar y tirar, por ejemplo, embalajes, botellas, dispositivos para refrigerar alimentos. Por ello, todavía tiene mayor gravedad el hecho de que se concentren en materiales en contacto con alimentos. Se ha asociado con efectos adversos en la salud reproductiva, es uno de los principales sospechosos de la infertilidad, y en el desarrollo embrionario/neonatal.

- Otro disruptor endocrino muy peligroso es el DDT, un pesticida organoclorado prohibido en muchos países, que termina acumulándose en tejidos vivos, perpetuándose en la cadena alimentaria al pasar de un depredador a otro. Se asocia con el desarrollo de cáncer y con problemas reproductivos. De forma sorprendente, podemos encontrarlo en productos de higiene personal y en juguetes de plástico. Para la conservación de alimentos suelen emplearse los ftalatos, los compuestos químicos usados para plastificar y dar brillo a los objetos que consumimos. Se relacionan con problemas reproductivos y del desarrollo infantil. Conforme vas leyendo esto, entiendes lo innecesario de muchos de ellos y lo peligroso de seguir consumiéndolos. En soluciones antiadherentes, los textiles resistentes a las manchas y los envoltorios de alimentos podemos encontrar compuestos perfluorados. Por su similitud con las hormonas tiroideas, así por cómo inhiben la conversión entre ellas, estos compuestos interferirán en el correcto funcionamiento del tiroides. Además, impiden la captación correcta de yodo, haciendo trabajar a la glándula a medio gas.

- Todavía más peligrosos, si cabe, son los pesticidas organofosforados, que, por suerte, es casi imposible verlos circulando en nuevos pesticidas. Los organofosforados pueden tener toxicidad directa sobre las células del sistema nervioso, así como afectar de forma crónica al neurodesarrollo infantil. De manera significativa inhibirán la acetilcolinesterasa, una enzima necesaria para degradar el neurotransmisor encargado de la comunicación entre el sistema nervioso y el muscular. El dañar una enzima fundamental generará toxicidad para la movilidad e incluso la función cardiaca.
- Los organoclorados se han usado asimismo en el control de plagas, como el hexaclorobenceno y el aldrín, utilizados en agricultura durante muchos años. Se ha demostrado que afectan a la función reproductiva femenina, el ciclo menstrual y la calidad ovocitaria. En el hombre dañarán la producción de esperma y se relacionarán con tumores testiculares.
- También se podrían clasificar como tales los fitoestrógenos y los estrógenos sintéticos usados en farmacias o medicamentos.

¿Cómo localizarlos? Puedes cosultar al respecto en la página web de la Organización Mundial de la Salud (OMS®) o directamente sobre el etiquetado de cada producto.

Y ¿qué puedes hacer tú?

¿SABES QUÉ CONSUMES?

- Evita juguetes de origen dudoso, cambia plástico por madera, pregunta por los tintes y pinturas.
- Reduce al mínimo el consumo de plásticos y cámbiate al vidrio.
- Usa papel de impresora sin bisfenol.
- Revisa los detergentes y cambia a productos ecocert®.
- Huye de la comida precocinada, envasada, procesada; busca tu frutería, tu ultramarinos o panadería de proximidad.
- Minimiza el consumo de grasa animal.
- Minimiza el uso de perfumes sintéticos (ambientadores) y cuida mucho los desodorantes.
- Olvídate de los insecticidas, abandona el uso indiscriminado de productos de riesgo biológico y que puedan dañar a los animales.

PARA RECORDAR

- Los disruptores endocrinos imitan o bloquean la función de las hormonas, en ocasiones de forma irreversible.
- Los encontramos en los plásticos, infiltrados en la cadena alimentaria, en el subsuelo, en las aguas...
- Se relacionan con problemas durante el embarazo, el desarrollo embrionario, el desarrollo infantil, el neurodesarrollo, las alteraciones hormonales y de la fertilidad.
- Afectarán a personas vulnerables, sobre todo en las primeras etapas de la vida.
- En los últimos años se ha adquirido más consciencia sobre la necesidad de erradicarlos, concienciar sobre ellos y regular su uso.

LA PREGUNTA PARA NOTA → *¿Dónde podemos encontrar todavía hoy en día disruptores endocrinos?*

Normalmente no tenemos conocimientos técnicos sobre control medioambiental o salud pública. Pero no por ello dejamos de ser responsables de nuestra salud y la del ambiente. Más allá de buscar una lupa con la que detectar todos los disruptores del ambiente, te recomiendo analizar en detalle los productos donde es bien probable que aparezcan: higiene íntima, cuidado personal, juguetes y productos de conservación de alimentos. Te aconsejo que entrenes la mirada crítica para dejar de promocionar que se fabriquen este tipo de productos. No es este el libro para profundizar en ello, pero tengamos la sensibilidad de pensar qué sucede en la cadena de fabricación de objetos de bajo coste, que todos sabemos dónde los podemos encontrar (y no deberíamos comprar). Intenta poner tu granito de arena para hacer más sostenible esta sociedad termita, en la que el usar y tirar nos está convirtiendo también en seres de *usar y tirar*.

LA ANÉCDOTA → Cuando era joven no entendía por qué mi madre insistía en lavar todas las prendas de ropa después de comprarlas argumentando que podían tener tóxicos o agentes peligrosos. ¿¡Si era peligroso para qué lo comprábamos?! La iluminación apareció a través de un capítulo de la serie *House MD®*, en el que un joven enfermaba gravemente al ponerse unos pantalones vaqueros que estaban rociados con un organofosforado.

Así pues, por poner un ejemplo, en un pantalón similar al que aparecía en el caso del televisivo doctor podemos encontrar ftalatos que, como hemos dicho, se utilizan para dar flexibilidad y durabilidad a los plásticos. Lo vamos a ver en adhesivos, tintes y diferentes recubrimientos plásticos. Encontraremos también Bisfenol A (BPA) en los botones o hebillas (u otros dispositivos de metal) que se usan en ropa de bajo coste. También podemos observar la presencia de nonilfenol etoxilatos (NPE) en agentes de limpieza o conservación. Para evitar este peligro es recomendable lavar la ropa que hayas comprado SIEMPRE antes de ponértela encima de la piel (imagina la gran superficie de absorción).

PARA SABER MÁS:

- Varticovski, L., D. A. Stavreva, A. McGowan, R. Raziuddin, G. L. Hager «Endocrine disruptors of sex hormone activities», *Molecular and Cellular Endocrinology*, 1 de enero de 2022, n.º 539, p. 111415. doi:10.1016/j.mce.2021.111415. Epub 30 de julio de 2021.
- Editorial de *The Lancet*, «Endocrine disruptors-the lessons (not) learned», The Lancet Oncology, noviembre de 2021, n.º 22(11), p. 1483. doi:10.1016/S1470-2045(21)00597-0
- Rashid, H., S. S. Alqahtani, S. Alshahrani, «Diet: A Source of Endocrine Disruptors», *Endocrine, Metabolic & Immune Disorders. Drug Targets*, 2020, n.º 20(5), pp. 633-645. doi:10.2174/1871530 319666191022100141
- Gálvez-Ontiveros, Y., S. Páez, C. Monteagudo, A. Rivas, «Endocrine Disruptors in Food: Impact

on Gut Microbiota and Metabolic Diseases»,
Nutrients, 21 de abril de 2020, n.º 12(4), p. 1158.
doi:10.3390/nu12041158

- Liang, Y., Y. Gong, Q. Jiang, Y. Yu, J. Zhang, «Environmental endocrine disruptors and pregnane X receptor action: A review», *Food and Chemical Toxicology*, septiembre de 2023, n.º 179, p. 113976. doi:10.1016/j.fct.2023.113976. Epub 31 de julio de 2023.

(In)tolerancia alimentaria

En los últimos años, con el foco puesto en nuestro sistema digestivo, han aparecido múltiples acepciones para distintos padecimientos secundarios a la ingesta y digestión de los alimentos. El tubo digestivo se extiende desde la boca hasta el ano y puede llegar a alcanzar los nueve metros de media en un individuo adulto. Si te parece bien, antes de hablar de las alteraciones del sistema gastrointestinal, repasaremos las principales funciones de cada una de las partes del tubo digestivo:

– Boca: esencial para la digestión. Hemos de entender que durante nuestra historia como especie no siempre hemos tenido alimentos tan cocinados, procesados, deconstruidos y con infinidad de texturas como ahora. Digamos que la *nouvelle cousine* (¡qué antigüedad!) no iba con los sapiens de hace cincuenta mil años. Para ellos (y para nosotros), el principal mecanismo para digerir un alimento es masticarlo. Sí, masticar, algo que hemos relegado a un segundo plano con nuestras absurdas prisas. Me atrevería a decir que gran cantidad de los problemas digestivos relacionados con una malabsorción, digestiones pesadas y reflujo gastroesofágico desaparecería si masticáramos. En ese proceso de masticación interviene también la saliva, digiriendo desde la entrada los alimentos gracias a la lisozima o la amilasa salival. Otro punto esencial de la boca es la formación del bolo alimenticio, capaz de optimizar el espacio para consumir cuanto menos aire mejor. Siento haberme extendido tanto, pero si a la boca le dedicaba un capítulo en *Érase una vez el cuerpo humano* por algo sería.

- Faringe: inmediatamente posterior a la cavidad oral, encargada de dirigir el bolo alimenticio hacia el esófago, evitando el paso hacia la vía aérea.

- Esófago: primer órgano con peristaltismo (contracciones involuntarias) que transportará el bolo alimenticio hacia el estómago. Su conexión con el estómago se denomina «cardias», y es importante detenernos aquí un segundo para explicar muchas de las patologías digestivas. Esta compuerta conecta la mucosa del esófago con la del estómago. Son medios totalmente distintos, y en condiciones ideales no deberían ponerse en contacto. No obstante, hay muchos factores que influyen en esta compuerta debilitándola y abriéndola, o incluso ejerciendo presión desde el estómago para vencer su resistencia. Todo ello hará que el contenido estomacal refluya provocando el famoso reflujo gastroesofágico. Este reflujo duele, y lo hace porque el ácido sobre el esófago va dañando la mucosa hasta el punto de hacerla mutar en una mucosa intestinal que pueda resistir mejor este ácido. Con todo, esta situación es de riesgo, ya que al hacer mutar a las células de la mucosa esofágica se aumenta mucho el riesgo de cáncer esofágico. ¿Qué factores afectan a este cardias? El tabaco, la cafeína, el chocolate, los alimentos grasos o el alcohol van a relajarlo impidiendo que quede completamente cerrado. Por otro lado, las transgresiones dietéticas (los empachos) harán que el estómago no pueda albergar todo su contenido y termine ejerciendo una presión retrógrada sobre el cardias que lo abrirá. Del mismo modo sucede con la obesidad central o incluso ante situaciones de estrés, donde se ve disminuido el movimiento del estómago.

- Estómago: un órgano muy importante para mantener un correcto equilibrio metabólico. Será el primer gran protagonista (más allá de la boca) encargado de digerir los alimentos gracias a su medio ácido y a enzimas digestivas propias. Además, tendrá otra gran función que dependerá casi exclusivamente de él, esto es, provocar la saciedad. Y es que ligado a la pésima masticación que hacemos, debemos apuntar un control muy deficiente de la saciedad. Esto es debido en parte a la gran disponibilidad de alimentos que nos rodean, ya que, al tener acceso a ellos, nuestro cerebro atávico (y no tan lejano, simplemente la insistencia de padres o abuelos) nos obliga casi a comer siempre que haya la oportunidad de hacerlo. Y en realidad, en lugar de vencer ese complejo de hámster, nos hemos regodeado en la cultura del picoteo y la tolerancia cero a la sensación de hambre. ¿Cuántas veces escuchas: «¡Tengo hambre!», «¡¿Cuándo comemos?!» o «Cómetelo todo»? Por favor, qué obsesión con deglutir. Todo ello nos destroza el control interno de las *ganas de comer* al sentirse saciado. Volviendo al principio del alegato, podemos decir que la saciedad la va a determinar en gran parte la distensión gástrica (lo que da de sí el estómago). Eso quiere decir que durante un tiempo, pequeñas cantidades de comida van a inducir una sensación de plenitud gástrica, con la que tendremos suficiente alimento. Todo ello sucede gracias a la acción de la GLP-1, la colecistoquinina y otras hormonas secretadas por el estómago, que indican al hipotálamo que ya hemos comido bastante. Esto se verá potenciado por la acción de la leptina, la hormona liberada por las células adiposas del cuerpo (células cargadas de grasa) en respuesta a un aumento de los niveles de grasa circulante. Con el tiempo, y a mayor distensión crónica del estómago, nuestra saciedad tardará más en aparecer, siendo un círculo vicioso mediante el cual cada vez toleraremos más comer grandes cantidades, que serán peor digeridas y metabolizadas, dando lugar a una serie de catastróficas desdichas metabólicas que nos llevarán al acúmulo de grasa, resistencia a la insulina, obesidad e inflamación crónica.

Antes de pasar al intestino delgado, creo conveniente hacer un recordatorio sobre la importancia del pH estomacal (normalmente entre 1,5-3,5), ya sea para digerir alimentos, eliminar microorganismos patógenos ingeridos o activar reacciones químicas del mismo estómago. La ausencia de este ácido hará que se dificulte mucho la digestión de alimentos, así como la función protectora del pH, y se conocerá con el nombre de «hipoclorhidria». Esta situación puede verse favorecida por el envejecimiento de la mucosa gástrica, normal, eso sí, en edades avanzadas. No obstante, es frecuente verla tras el abuso de fármacos antiácidos, por falta de vitamina B12 o zinc en la dieta, o debido al estrés o la infección por el *Helicobacter pylori*.

– Intestino delgado: formado por el duodeno, yeyuno e íleon. Una vez pasado el estómago, esta parte del tubo digestivo recibe el contenido estomacal, así como proteínas digestivas secretadas por el páncreas y la bilis producida por la vesícula biliar. En el tránsito de alimentos por su interior se terminará de hacer la digestión y se absorberá la práctica totalidad de nutrientes esenciales. Este intestino conectará con el colon a través del ciego por una pequeña válvula que se conoce con el nombre de «válvula ileocecal». En este punto suele localizarse también el apéndice, un vestigio de tejido linfático (de defensa) para terminar de depurar y eliminar microorganismos.

- Intestino grueso: consta del colon ascendente, el transverso, el descendente, el sigma y el recto. En el tránsito de la materia fecal por el intestino grueso se absorbe el máximo de agua que puede recuperar el organismo (por ello, el contenido en fibra es tan importante, por su capacidad de retener el agua en las heces), pudiendo acentuar un estreñimiento cuando el intestino se mueve con lentitud (inflamación, fármacos...) o cuando existe una dieta baja en fibra o baja en ingesta hídrica. El intestino grueso también fermentará los carbohidratos no digeribles y será clave en la absorción de algunas vitaminas esenciales como las del grupo B y la vitamina K. No obstante, su función principal será la de almacenamiento de las heces hasta que puedan eliminarse.

Habiendo abordado extensamente los diferentes tramos del tubo digestivo y su función, vamos a adentrarnos en uno de los grandes problemas que existen en el ámbito de la inmunoalergia: las intolerancias alimentarias.

Partimos de que el término «intolerancia alimentaria» está actualmente en cuestión. Las sociedades científicas prefieren la acepción «reacción adversa alimentaria no inmune», debido al creciente aumento de estas reacciones y su variedad de presentación. Se van a clasificar en función de si son dependientes del huésped o independientes del individuo donde se producen. Todo esto nos hace sospechar que estas reacciones no alérgicas van a tener una gran heterogeneidad de presentación, siendo muy difíciles de detectar en muchas ocasiones. Podremos ver clínica digestiva inespecífica, como molestias abdominales, sensación de hinchazón, estreñimiento y diarrea. Más allá de la clínica digestiva pueden aparecer lesiones en la piel, en las mucosas o en el cuero cabelludo, también otras manifestaciones sistémicas como migrañas, problemas respiratorios, bajada de la tensión arterial o hinchazón de la cara.

Muchas de estas reacciones no alérgicas vienen dadas por componentes de la dieta con un potencial vasoactivo como puede ser la histamina, los salicilatos o algunos aditivos como el glutamato de sodio. Otro gran sospechoso de producir estas reacciones no inmunológicas es el gluten, una proteína vegetal que forma parte del trigo y puede desencadenar una enfermedad autoinmune muy prevalente, la celiaquía. La enfermedad celiaca puede afectar hasta un 1 por ciento de la población y suele aparecer en mujeres en su edad reproductiva. Va a cursar con molestias abdominales crónicas, pérdida de peso y alteración del hábito deposicional. No obstante, podremos encontrar muchos pacientes que presentan dificultades para la absorción de nutrientes que se lleva a cabo en el intestino delgado. Además, toda esa inflamación puede afectar a otros sistemas, como el genitourinario, evidenciándose problemas de fertilidad o, incluso, alteraciones del ciclo menstrual. También se ha relacionado con alteraciones de la microbiota intestinal, apareciendo fenómenos de permeabilidad intestinal o sobrecrecimiento bacteriano. En cambio, las alergias alimentarias tienen presentaciones mucho más agudas y graves. Cursarán con dolor abdominal severo, diarrea y vómitos. Es, por tanto, una situación mucho más sencilla de detectar, si bien pueden incluso generar una inflamación crónica en el intestino conocida como «colitis eosinofílica». Secundariamente a ello, cada vez que entremos en contacto con un alimento concreto, se producirá una reacción inmediata para expulsar ese compuesto de nuestro cuerpo.

PARA RECORDAR

- El tubo digestivo es muy importante para un correcto funcionamiento metabólico, siendo la absorción de nutrientes y del agua libre su principal función.
- El primer proceso de digestión de los alimentos viene dado por una correcta masticación y formación de bolo alimenticio.
- Las alergias alimentarias son reacciones graves, rápidas e indiscriminadas y que no se van a relacionar con la dosis de alérgeno ingerido.
- Las intolerancias alimentarias, debido a su heterogeneidad, se redefinen como reacción adversa alimentaria no inmune.
- La gravedad de una reacción adversa alimentaria no inmune dependerá de la dosis del alimento ingerido.

LA PREGUNTA PARA NOTA → *¿Sabes dónde se digieren los principales grupos de alimentos y se absorben los diferentes nutrientes?*
Los carbohidratos se empiezan a digerir en la cavidad oral gracias a la amilasa salival y se terminan de digerir en el duodeno por la acción de las propias enzimas de este y las procedentes del

páncreas que desembocan aquí. Las proteínas, sin embargo, comienzan a digerirse más tarde, en el estómago, gracias al ácido clorhídrico y la pepsina. Ya en el intestino delgado se terminan de procesar hasta su forma más básica, los aminoácidos, esenciales para la formación de muchas proteínas o el mismo ADN. Las grasas, por su parte, se digieren desde el intestino delgado gracias a la acción de las sales biliares, que van a emulsionarlas para que finalmente sean digeridas por las lipasas pancreáticas. Las vitaminas y los oligoelementos fundamentalmente se absorben en el intestino delgado. Dentro de estos oligoelementos, el hierro será absorbido en el intestino delgado, concretamente en el yeyuno. La vitamina D también se absorberá en el yeyuno, aunque necesita de la activación secundaria a los fotones lumínicos para pasar de la forma inactiva a la forma activa. El ácido fólico se absorberá en las primeras porciones del intestino delgado, concretamente en el duodeno y el yeyuno. Por otro lado, en el extremo distal del intestino delgado, el íleon, se absorberá la gran mayoría de las vitaminas del grupo B, siendo la principal la del grupo B12. El yodo también se absorberá en el intestino delgado, para más tarde ser incorporado a la glándula tiroides y formar las hormonas tiroideas. Otros muchos oligoelementos se absorberán del mismo en la región media y distal del intestino delgado, lo cual, como puedes imaginar, hace que sea muy importante el priorizar la salud del intestino delgado para que no quede deficitario de los nutrientes esenciales para muchas reacciones químicas y la formación de diferentes hormonas.

LA ANÉCDOTA → El día a día de las enfermedades autoinmunes te enfrenta a situaciones dinámicas y muy cambiantes, ante las cuales lo único que puedes hacer es mantener la mente abierta y los oídos preparados para aprender. Hago este apunte debido a la importancia que está adquiriendo la evaluación del aspecto digestivo y nutricional, y la salud de la microbiota intestinal. En estos últimos años hemos pasado de verlo como algo anecdótico a entender que un sistema cargado de células inmunológicas (el tubo digestivo es el tercer sistema con más células inmunes, más allá de la sangre periférica y los ganglios linfáticos) es básico para protegernos de agresiones externas o marcar antígenos que puedan desencadenar una inflamación.

Esta situación nos obliga a entender que tanto la permeabilidad intestinal (en la que se dan fenómenos de circulación sanguínea de productos de la inflamación) como el sobrecrecimiento bacteriano (en el que todo el exceso de bacterias *malas* dificultará la absorción de nutrientes esenciales para controlar la inflamación) son entidades que hay que descartar en pacientes con un mal control sintomático o analítico.

En mi práctica clínica habitual puedo asegurar que una correcta evaluación de estos fenómenos, relacionados tanto con la microbiota intestinal como con trastornos alimentarios alérgicos o inflamatorios, es clave para controlar un fenómeno perenne de génesis de inflamación, que siempre empeorará el estado clínico de cualquier paciente.

PARA SABER MÁS:

- Gargano et al, «Food Allergy and Intolerance: A Narrative Review on Nutritional Concerns», *Nutrients*, 13 de mayo de 2021, n.º 13(5), p. 1638. doi:10.3390/nu13051638

- Yu, W., D. M. H. Freeland, K. C. Nadeau, «Food allergy: immune mechanisms, diagnosis and immunotherapy», *Nature Reviews Immunology*, diciembre de 2016, n.º 16(12), pp. 751-765. doi:10.1038/nri.2016.111

- Shulpekova et al, «Food Intolerance: The Role of Histamine», *Nutrients*, 15 de septiembre de 2021, n.º 13(9), p. 3207. doi:10.3390/nu13093207

- Medernach,J., J. P. Middleton, . «Malabsorption Syndromes and Food Intolerance», *Clinics in Perinatology*, junio de 2022, n.º 49(2), pp. 537-555. doi:10.1016/j.clp.2022.02.015

- Coucke, F., «Food intolerance in patients with manifest autoimmunity. Observational study», *Autoimmunity Reviews*, noviembre de 2018, n.º 17(11), pp. 1078-1080. doi:10.1016/j.autrev.2018.05.011

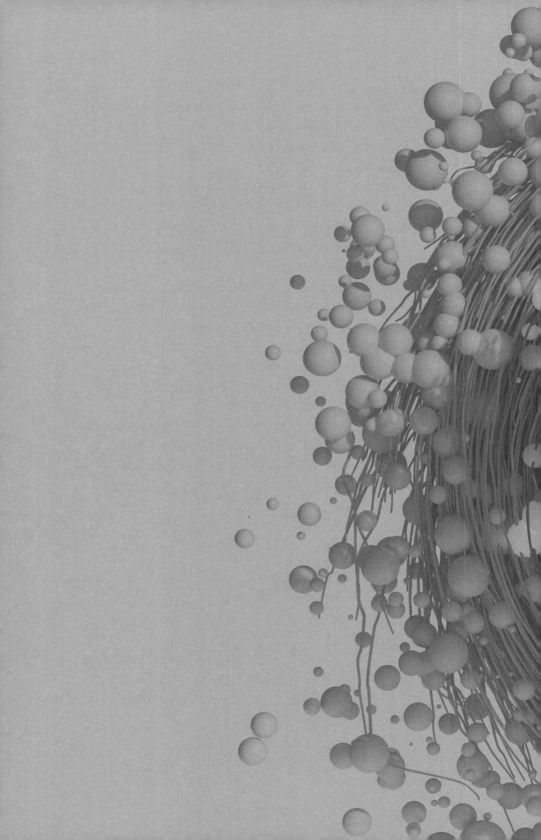

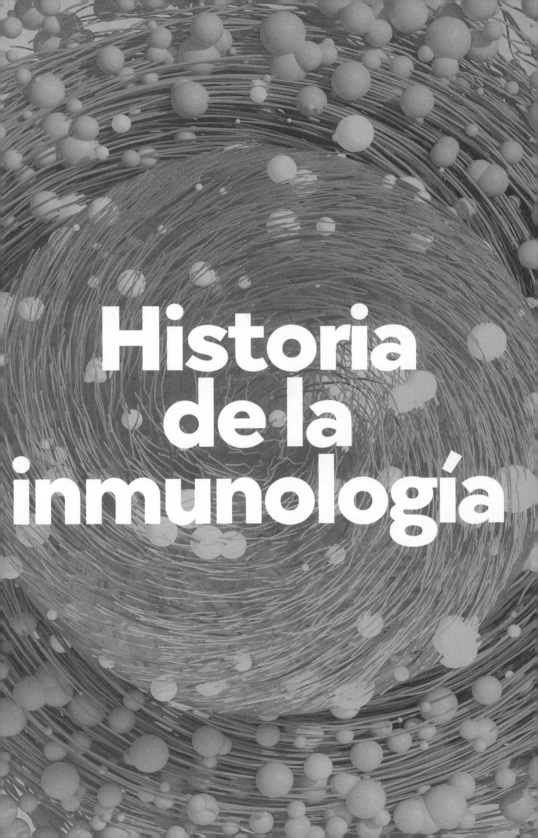

Historia
de la
inmunología

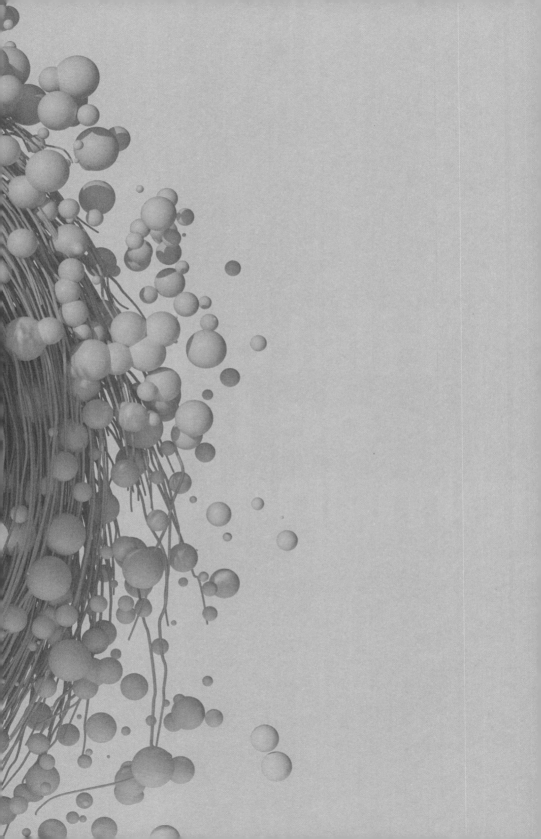

Para terminar, me gustaría hacer un breve repaso sobre los mayores eventos que se produjeron en la historia del sistema inmunológico hasta llevarnos al momento actual, el abismo del cambio.

Podemos interpretar que nuestra primera impresión de que existía un sistema que nos protegía se remonta a Hipócrates, en el 400 a. C, quien sentó las bases de que se podía luchar contra la enfermedad *desde dentro*. Más adelante, en el siglo X, la medicina china iniciaba la variolización, inoculando parte de lesiones de viruela para adquirir inmunidad. Este primer contacto con la inmunización frente a patógenos de forma controlada se perfeccionó a finales del siglo XVIII gracias a Edward Jenner, que observó cómo los ganaderos que estaban en continuo contacto con lesiones propias de la viruela de las vacas conseguían resistir a la viruela humana. Dado que se pudo desarrollar a raíz de las lesiones que presentaban las vacas, se bautizaron como «vacunas», término que se ha mantenido hasta nuestros días.

A mediados del siglo XIX se empezó a promocionar el conocimiento sobre el sistema inmunológico, y Louis Pasteur fue quien encabezó el desarrollo de algunas vacunas muy relevantes, como fueron la de la rabia, el ántrax o el cólera de las aves. Fundamental para la humanidad fue el desarrollo de la vacuna de la rabia. Para ello, Pasteur recolectó muestras de tejido nervioso de perros y conejos infectados, a los cuales sometió a diferentes medios de cultivo para atenuar la virulencia del virus. Fue probando en animales infectados y finalmente se la administró a un niño que había sido mordido por un perro infectado. El niño nunca desarrolló la enfermedad, y a partir de ese momento se purificó la técnica para la extracción del virus atenuado y se pudo inocular en pacientes que habían sido mordidos por animales infectados como el único tratamiento que había demostrado ser efectivo para con aquella enfermedad mortal.

Más adelante, a finales del siglo XIX, Emil von Behring, reputado inmunólogo alemán, investigó la presencia de sustancias que existían en fluidos corporales de materiales infectados y que daban protección a animales no expuestos: los llamó «anticuerpos». Este hallazgo fue recompensado en 1901 con el Premio Nobel de Medicina. Unos años más tarde, Jules Bordet, investigador belga, descubrió el sistema del complemento, por el que también fue galardonado con el Nobel de Medicina en 1919. Es en el siglo pasado, el XX, donde se aprieta el acelerador, concatenando casi todos los descubrimientos que definieron a la inmunología moderna. A principios de siglo, se terminó de comprender la función del HLA (en el contexto del rechazo de trasplantes de órganos sólidos). En años posteriores se conoció a fondo la función de los linfocitos T y B, así como la formación y función de las células B de la memoria o las células *natural killer*. En la década de los ochenta y tras la pandemia del virus del sida, se puso el foco sobre una célula del sistema inmune, el linfocito T CD4, también conocido como «T helper». Se observó que la respuesta inmune pivotaba en estos linfocitos, por lo que los pacientes con el virus de la inmunodeficiencia humana eran incapaces de amplificar la respuesta inmune, siendo susceptibles de padecer todo tipo de infecciones.

Ya a finales de siglo, en 1995, el equipo de Sakaguchi pudo descubrir la existencia de los linfocitos T reguladores, nuestros grandes aliados en el control de las enfermedades autoinmunes. Y en los estertores del siglo, aparecen los primeros anticuerpos monoclonales (los anticuerpos sintéticos modificados), como es el caso del rituximab, diseñados para el tratamiento de cánceres hematológicos o enfermedades autoinmunes. A partir del año 2000 se pone el foco en la microbiota, sobre todo en su relación con el sistema inmune. En 2002 se descubre el inflamasoma, pieza clave de la inmunidad innata, capaz de reconocer patrones y generar inflamación a través de la producción de citoquinas.

En los últimos tiempos se ha potenciado el desarrollo de diferentes aplicaciones terapéuticas del sistema inmune en el tratamiento del cáncer, las infecciones crónicas o la infertilidad.

Me encantaría terminar este capítulo hablando del futuro de la inmunología, de los retos a los que se enfrenta, del recorrido que le queda por delante en sus aplicaciones prácticas y experimentales. Y para ello, tengo el placer de presentarte a un referente mundial en el ámbito de la inmunología como es el profesor Dr. Jaume Alijotas Reig.

Epílogo. Retos de la inmunología en el siglo XXI

Este debe ser, entiendo, el último capítulo de este interesante libro. Así, y según mi opinión, este texto dice más de lo meramente divulgativo. El autor, el Dr. Enrique Esteve, al que conozco desde hace ya algunos años y con el que he tenido la suerte de poder trabajar y colaborar, es un enamorado de la medicina interna en general, pero está entusiasmado con la inmunología clínica. A él, al igual que a mí, le gusta que los pacientes entiendan por qué les suceden ciertas cosas y cómo pretendemos diagnosticarlas y tratarlas. Dicen que la información es poder y nos hace más libres, puesto que nos ayuda en la toma de decisiones, aunque alguien diría que también nos puede hacer más infelices. En cualquier caso, hablo de información veraz, que se expliquen las cosas de una forma o de otra, pero que se huya de la desinformación que existe en este mundo globalizado y sus redes. Si esto lo aplicamos al campo de las biociencias y la medicina, el problema toma en ocasiones dimensiones preocupantes. Parecería razonable hacer algo para calmar las aguas. Pienso que estas han sido las razones que han motivado a mi estimado discípulo, colega y amigo a emprender esta, por cierto, nada fácil aventura.

Entrando ya en materia, me han encomendado la tarea de hablar de los retos de la inmunología en el siglo XXI. Bien, vamos a comentar brevemente algunas ideas.

Tal como se ha leído en los diversos capítulos de este libro, tanto desde el punto de vista estructural como funcional, y de acuerdo con los avances globales de la ciencia biomédica, la inmunología no deja de sorprendernos y evolucionar. Seguimos descubriendo nuevas células y más capacidades funcionales de las ya conocidas. El número y la diversidad de moléculas proteicas liberadas por células del sistema innato, esto es, macrófagos, células dendríticas, y del sistema adaptativo, es decir, los linfocitos T, no dejan de crecer. Así, por ejemplo, hoy sabemos que células como los linfocitos γδ, las células NK reguladoras o los linfocitos B innatos forman parte del repertorio que llamamos «innato». En esta misma línea, también se ha descubierto recientemente la denominada «inmunidad de memoria ligada a las células innatas» (*trained immunity or innate trained memory* en inglés), con relación a la capacidad de respuesta que tienen ciertas células del sistema innato para reconocer patrones moleculares repetitivos presentes en microorganismos. Son los PAMPS o DAMPS, en inglés, lo que han permitido que estas células ya dispongan de receptores específicos para ellas, los receptores tipo *toll-like* o tipo NOD, que facilitan la puesta en marcha de una respuesta defensiva inmediata. Por tanto, no solo el sistema adaptativo, los linfocitos T y B tienen *memoria* inmunológica. Esto está ayudando a entender mejor cómo actúa nuestro sistema inmune frente a determinados agentes inductores o estresores externos y la respuesta a vacunas, pero también explicaría ciertas respuestas inflamatorias exageradas frente a estas mismas moléculas o frente a aquellas con *parecido molecular*, que, o bien por la amplificación ligada a la memoria, o bien por la similitud con estructuras moleculares propias, inducirían o podrían iniciar enfermedades granulomatosas, autoinflamatorias o autoinmunes.

Si hablamos ya de las células que forman el sistema inmune adaptativo, el más complejo y elaborado que tenemos, y específicamente de las células T, más allá de las conocidas y comentadas en este libro en el capítulo correspondiente, se están descubriendo nuevos subtipos, como son: las células *central memory* (TCM), las *tissue resident memory* (TSM) o las *folicular helper* (THF), entre otras, que abren nuevas vías de comprensión de ciertos procesos fisiológicos y patológicos. Además, y más allá de la subdivisión entre CD8 + (citotóxicas) y CD4+ (colaboradoras), los subtipos y fenotipos de linfocitos T tampoco dejan de crecer, y esto se relaciona con las citocinas (proteínas) que liberan e indirectamente con aquellas que actúan como estimulantes de estos mismos subtipos de linfocitos a partir de una célula T *naive*: Th0, Th1, Th2, Th3, T-reguladoras, Th9 oTh17.

Todos estos hallazgos nos permiten, aparte de comprender algo mejor cómo funciona todo este complejo celular, desde un punto de vista práctico, tener nuevos marcadores, que denominamos «biomarcadores», útiles en la práctica médica para poder ayudar al diagnóstico y tratamiento de pacientes en casos de inmunodeficiencias, infecciones o enfermedades autoinmunes (autoagresión) y aloinmunes, o sea, la agresión contra materiales o productos heterólogos o no propios. Además, no olvidemos el importante papel que juega hoy en día la inmunoterapia o terapia biológica en el tratamiento del cáncer, tanto de tumores sólidos como de enfermedades malignas de la sangre, especialmente leucemias y linfomas. En un futuro muy inmediato, también podremos usar esta inmunoterapia para el tratamiento de enfermedades autoinmunes, sobre todo aquellas que llamamos «no-órgano específicas» o «sistémicas».

Desde el punto de vista terapéutico (el tratamiento), un mejor conocimiento de los mecanismos que provocan el trastorno inmunológico nos permitirá modular, modificar, frenar o estimular aquello que sea necesario. Así, cada vez más podemos frenar o bloquear aquellas moléculas que, por exceso de número o función, provocan daño o lesión. Es lo que en el párrafo anterior hemos denominado «terapia biológica». Esta línea de tratamiento, que cada vez será más precisa y segura, es decir, con menos efectos secundarios, nos permitirá en el futuro, si bien ya se está utilizando en algunos casos, dirigir fármacos «humanizados», es decir, con la mayor parte de las moléculas hechas con material humano. Se podrá interactuar con cualquiera de los múltiples receptores (buzones) celulares, frenando o incrementando su función.

Otro ejemplo de hacia dónde se encaminarán los estudios en inmunología, ya sean enfocados al cáncer o a la patología autoinmune o inflamatoria, será todo lo referente a aumentar o suprimir la tolerancia inmunológica. En el caso del cáncer, ya existen fármacos que bloquean ciertas proteínas o receptores que están en la superficie de algunas células del sistema inmune, en especial de los linfocitos T, que hacen perder fuerza o *desfrenan* el brazo regulador o *frenador* del sistema inmune adaptativo, por lo que este sistema reconocerá muchas más moléculas o proteínas como no propias. Son los que en inglés se conocen como «*check point inhibitors*» o «inhibidores de puntos de control». Quizá hayas oído hablar ya de los fármacos que atacan o bloquean proteínas como PD-1, PD-L1, CTLA-4 y también, aunque en fases iniciales, LAG-3. Solos o en combinación, estos fármacos son y serán una forma novedosa e inteligente de afrontar el tratamiento del cáncer. Pueden utilizarse solos o junto con quimioterapia convencional. La parte positiva: mayor eficacia para reconocer y atacar las células tumorales. La negativa, que existe la posibilidad —de hecho, así sucede en algunos pacientes— de provocar, como consecuencia de la pérdida de este control o freno, la aparición de trastornos autoinmunes debido a la lesión de órganos concretos, por ejemplo, la glándula tiroidea, la hipófisis, la suprarrenal, el músculo cardiaco, la mielina de los nervios... También pueden ocasionar lesiones más generalizadas e inespecíficas: miopatía inflamatoria, poliartritis crónica, enfermedades cutáneas o cuadros similares al lupus eritematoso sistémico. Por suerte, estas enfermedades derivadas del uso de los *check point inhibitors* se solucionan satisfactoriamente con fármacos, no empeoran el pronóstico del cáncer tratado, incluso podrían mejorarlo, y las mismas moléculas u otras parecidas pueden volver a utilizarse si es necesario.

Otra línea de trabajo que desarrollar en el campo de la autoinmunidad se basará en la hipótesis de que llevar a cabo un *reset* (un reajuste o, mejor, un reinicio) de nuestro sistema inmune, en especial, pero no únicamente a las células T. Esto podría servir para enseñarles aquella célula, molécula o proteína propia que están reconociendo erróneamente como no propia, lo cual induciría finalmente a un ataque, que deben volver a *tolerarla*. Así, el estímulo inductor desaparecería y la respuesta autoinmune dejaría de existir. Ya se está trabajando en las terapias tolerogénicas, aunque se encuentran todavía en estadios muy iniciales. Después comentaremos otra posible utilidad futura de estas terapias tolerogénicas, en relación con la infertilidad recurrente de causa no conocida.

Más datos sobre la utilización y manipulación de las células T. Hay otra línea de trabajo incipiente, pero que, sin duda, aportará muchas satisfacciones a médicos y pacientes: la terapia CAR-T. En este caso, las células T se obtienen de la sangre del paciente y se modifican y *entrenan* en el laboratorio al añadirles un gen con un receptor (proteína), llamado «receptor quimérico de antígenos» (CAR en inglés), que ayuda a las células T a reconocer y unirse a un antígeno (proteína) específico de las células cancerosas. Por tanto, este tipo de terapia, también reconocida como terapia génica celular debido a que involucra la alteración de los genes dentro de las células T para ayudar a combatir el cáncer, podría mejorar o incluso curar ciertos cánceres. De momento, ya lo ha hecho con algunas enfermedades neoplásicas de la sangre, pero probablemente se podrán extender sus indicaciones. También se ha empezado ya a estudiar el papel de la estrategia terapéutica CAR-T en pacientes con enfermedades autoinmunes, en especial con la enfermedad autoinmune más emblemática, el lupus eritematoso sistémico. En estos casos, se entrena y dirige a los linfocitos T del propio paciente para atacar y destruir los linfocitos B autorreactivos, los productores de los autoanticuerpos que finalmente lesionarán células y órganos propios. De momento, la experiencia es mínima, los efectos secundarios pueden ser muy graves y el coste es estratosférico, pero creo que, en un futuro, será otra forma de tratamiento muy interesante.

Conociendo como conozco al autor de este magnífico texto de divulgación científica, el Dr. Enrique Esteve Valverde, no puedo dejar de comentar el papel que la inmunología tiene ya y tendrá en todos los problemas de fertilidad, tanto en todo aquello que concierne a las alteraciones autoinmunes (autoagresión) como al papel que pueda tener el nivel de reconocimiento y posterior tolerancia inmune (o su ausencia) del material expuesto en las células embrionarias o en sus membranas (trofoblasto).

En efecto, algunos trastornos autoinmunes pueden causar o precipitar pérdidas embrionarias en el momento de la implantación, durante el periodo preembrionario y embrionario o en etapas más avanzadas de la gestación. La relación entre determinadas alteraciones reproductivas y trastornos inmunológicos es más evidente cuanto más repetitivo o recurrente es el evento patológico. Por tanto, tiene relevancia estudiar situaciones como los fracasos recurrentes de implantación, abortos o pérdidas fetales recurrentes. También determinadas complicaciones relacionadas con el malfuncionamiento placentario, el emblemático caso de la preeclampsia, pueden tener relación o estar provocadas por alteraciones inmunológicas. El futuro mediato nos pondrá sobre la pista de nuevos autoanticuerpos, que ahora solo se pueden analizar de manera cuasiexperimental, lo que nos permitirá comprender mejor cómo se produce el evento negativo, a la vez que tendremos más biomarcadores para prevenir el daño tisular. Permíteme que acabe este apartado mencionando un reto importante. Hay situaciones en las que tenemos la evidencia de que los embriones que no prosperan son totalmente normales, al igual que todas las pruebas complementarias habituales, incluidas todas aquellas que estudian los problemas inmunológicos autoinmunes. Actualmente existe mucho interés sobre el papel que juega la compatibilidad inmunológica de la pareja —mujer/hombre— y la aceptación o no aceptación del nuevo embrión por parte de las células inmunes maternas, sobre todo las localizadas en el útero. Probablemente en un futuro próximo seremos capaces de estudiar mejor las moléculas tipo HLA-C o HLA-G y sus receptores específicos en células tipo NK para saber el nivel de riesgo de aceptación o de rechazo por parte de las células inmunes maternas. Además, probablemente podremos modular la respuesta inmune maternofetal, buscando qué proteínas o moléculas son las responsables de estimular de forma adecuada las células innatas maternas uterinas para que modulen y hagan posible la aparición de células T *tolerantes* al material paterno, y así facilitar el reconocimiento positivo, evitar el rechazo de este material y hacer posible la implantación y una buena placentación.

No nos podemos olvidar de mencionar la microbiota. Se ha hablado ya de ella en el texto. Solo reafirmar lo expuesto:

somos un conjunto de células humanas que vivimos *de prestado* en un superorganismo —un holobionte— con gérmenes. La interacción entre estos gérmenes y el sistema inmune es básica para entender lo que le sucederá a cada individuo, es decir, cómo vivirá en salud y cómo enfermará. El riesgo de padecer enfermedades alérgicas, intolerancia a alimentos y proteínas, enfermedades autoinmunes e incluso la capacidad de sufrir enfermedades malignas estará en todo o en parte relacionado con la microbiota. Además, la microbiota intestinal y la urogenital parece que desempeñan un rol clave en la reproducción humana, por tanto, en la fertilidad. Determinadas disbiosis podrían modificar la respuesta inmune materna y dificultar los procesos de reconocimiento embrionario, implantación y placentación, con las obvias consecuencias negativas para el embrión o feto. No solo importa la microbiota intestinal, que es la más conocida y estudiada, sino también la que habita en otros territorios, como la piel, el tracto respiratorio inferior o el genital. El conocimiento más profundo y exacto de los diversos organismos vivos y la labor que ejecutan y cómo interactúan con cada célula inmune permitirá abordajes más exactos de ciertos trastornos inmunoalérgicos. Me atrevo a aventurar que se avecina una nueva era de entender la medicina en general y todo lo referente a la inmunología en particular. Modificando la microbiota, podremos curar enfermedades, cosa que ya hacemos hoy en día en dos o tres enfermedades muy concretas. He de decir que, en la actualidad, basándonos en los conocimientos que tenemos, hay un abuso en todo aquello relacionado con la microbiota, atribuyéndose causalidad en muchos casos de manera inadecuada y recomendándose, pues, suplementos de dudosa efectividad.

También existen progresos en el campo de las vacunas, de gran valor preventivo y, en ocasiones, incluso curativo. Habrá que conseguir vacunas que controlen o prevengan mejor las infecciones provocadas por gérmenes tipo papilomavirus, virus de la hepatitis E, malaria y, por supuesto, coronavirus, virus respiratorio sincitial o contra el virus de la inmunodeficiencia humana, entre otros. En este sentido, este año 2023 se ha otorgado el Premio Nobel de Medicina y Fisiología al Dr. Drew Weissman y a la Dra. Katalin Karikó por sus hallazgos y nuevas propuestas para obtener vacunas basadas en la modificación de nucleótidos (peldaños de la escalera del ARN) o, dicho de otro modo, por haber conseguido vacunas efectivas basadas en la modificación del RNAm contra la COVID-19. Esta tecnología, sin duda, facilitará avances en este campo.

Para ir concluyendo, todo lo que concierne al sistema inmune humano, desde la composición celular, las redes intercelulares, la respuesta funcional ante cualquier tipo de estímulo, propio o ajeno, la capacidad de generar respuestas citotóxicas (agresivas) o más bien tolerantes, la adaptación al estrés a través de complejas vías neuroendocrinoinmunológicas, hasta la denominada «inmunosenescencia», está relacionado, de una u otra forma, con nuestra base genética. Pero los genes, como entes únicos, no lo van a explicar todo. Las respuestas son muy personalizadas. En cualquier caso, el análisis del genoma completo apenas está comenzando. Entre los mamíferos, ya tenemos la secuencia completa de un solo genoma humano. Sin embargo, como digo, conocer el genoma humano completo no explicará la inmunología, y menos aún cómo funciona el sistema inmunológico. Ese nivel de comprensión de un sistema tan complejo requiere, además de la genética, estudios a nivel funcional y molecular, por lo que nos hallamos muy lejos de una comprensión completa de la inmunobiología, aunque es posible que nos estemos acercando a la comprensión de la inmunogenética. Y aquí interviene la epigenética. No olvidemos que un gen puede expresarse o no expresarse, y hacerlo de una u otra manera con relación a ciertas (múltiples) variables ambientales, micro y macro, lo que denominamos «epigenética». Por tanto, condicionantes como la alimentación, el estrés emocional, las enfermedades, los fármacos, las drogas, el tabaco y la microbiota ejercerán un papel fundamental en nuestra inmunobiología funcional. La inflamación, el evento final de la respuesta derivada de la activación del sistema inmunitario, forma parte en distintos grados de una gran cantidad de enfermedades humanas. Pongo algunos ejemplos: desde las alteraciones que provocan infertilidad o algunos tipos de trombosis, pasando por los efectos de las vacunas, la arteriosclerosis, el cáncer o la respuesta al estrés, hasta el *inflammaging* o envejecimiento (inflamatorio) patológico. Por consiguiente, esta parte de la medicina, a diferencia de antaño, es hoy, y lo será en el futuro, un brazo importante del conocimiento médico. Estoy convencido de que cuantos más conocimientos de inmunobiología tengamos, seremos capaces de ayudar más y mejor a nuestros pacientes, evitando en muchas ocasiones que se desarrolle la enfermedad.

Dr. JAUME ALIJOTAS REIG

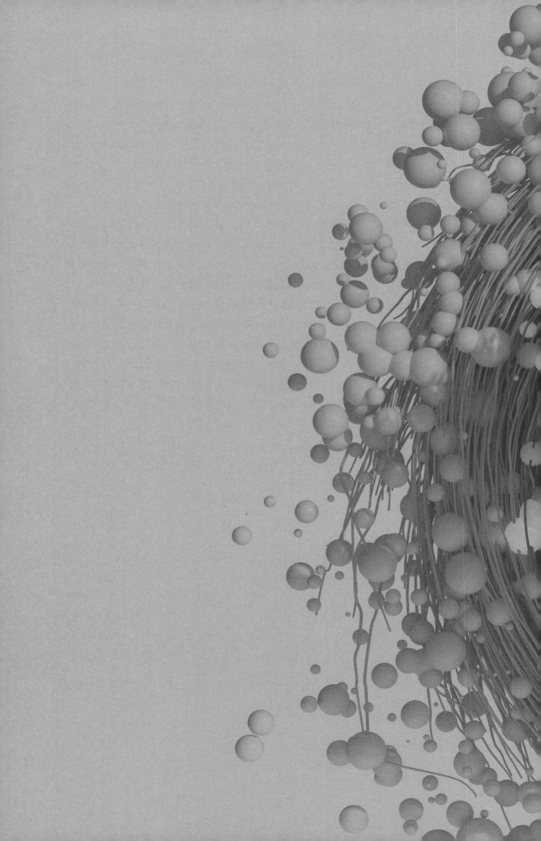

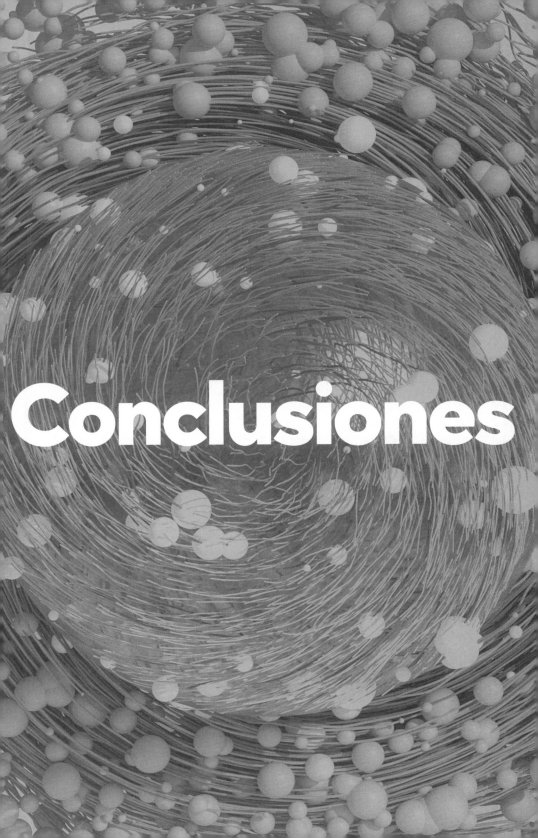

Conclusiones

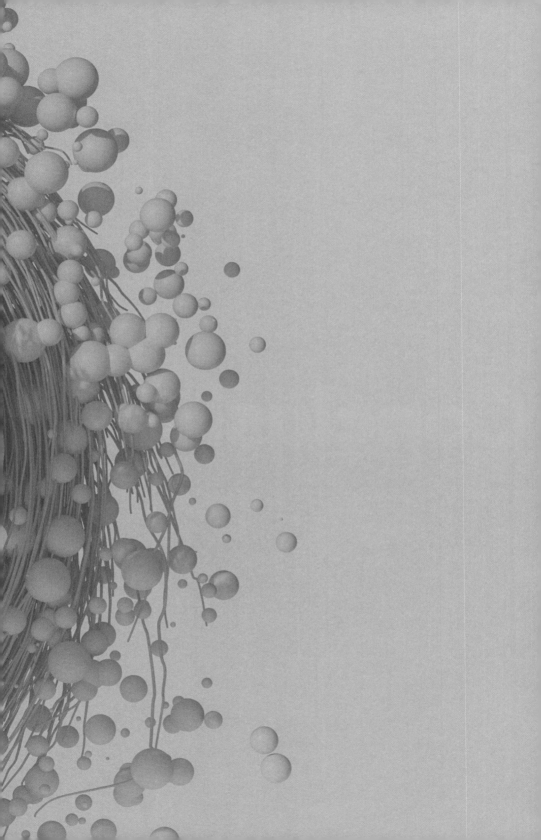

Escribir unas conclusiones de un libro divulgativo es casi obligado. Ahora bien, aprovecharlas para darte más puntos que recordar, otra perspectiva del sistema inmune o una suerte de nuevos retos que deberías asumir me parece demasiado. Las usaremos a modo de despedida.

Me he sentido muy acompañado en este camino de divulgación sana y sencilla. Soy de la opinión de que los profesionales de la salud tenemos mucho que agradeceros, ya que la confianza que depositáis en nosotros nos hace mejores, tanto a nivel profesional como personal. Una manera bastante divertida de devolver la confianza ha sido escribir este libro. Me gustaría concluir que solo bajo el paraguas del conocimiento y el rigor puedes dar sentido a lo que hayas aprendido y decidido incorporar al cuidado de tu salud. Así pues, mientras lees esto (y yo decido cómo enfatizar sin demasiadas figuras retóricas), te puedo asegurar que lo estás haciendo bien. Estoy muy orgulloso de tu determinación, tus ganas de vivir. Esas ganas de vivir han acompañado a nuestra especie y la han hecho evolucionar en supersistemas organizados como ese que has aprendido a amar, el sistema inmune. La simbiosis perfecta en la que hemos acompañado las funciones de nuestras defensas determina el éxito de cada batalla, cada reto, cada foco inflamatorio. Creo suponer que ya sabes cómo actúan tus defensas, pero te sigue interesando su interrelación incansable, su microcosmos y su superorden. Seguro que hallaremos nuevos puntos de encuentro para hablar de ello. No obstante, quisiera concluir esta bonita historia con una anécdota, algo muy personal que no quería dejar de compartir contigo en algún momento. Y qué mejor ocasión que la despedida.

La puerta se abrió con un lamento. Se dio la vuelta y vio, con cierta aprensión, cómo la entrada le devolvía la mirada, asustada por fantasmas a medianoche. Todo estaba como siempre, en su desorden ordenado. El perchero heredado de sus abuelos agarraba con fuerza chubasquero, paraguas y bolsas de mano. Marcos seguía en el umbral sin atreverse a mirar más allá. El corto pasillo estaba con la misma astenia que quedó al marchar. Avanzó unos pasos y vio a su izquierda la puerta del cuarto de baño, cerrada. El marco, encuadrado en ese dimorfismo de talla que él mismo había mancillado, apuntaba al salón con sus grietas de anciano. Pasó de largo por la sala principal de no más de tres metros cuadrados y entró primero al trastero que quedaba justo a la derecha de la recepción. Trastos viejos ocupaban el graderío de estanterías, hinchas del desorden. Folios almacenados sin escrúpulos en cualquier superficie hacían de equilibristas en aquel peculiar circo. El escritorio mojado de lapiceros estaba tal y como lo había dejado. Desempapeló todo con la mirada, y, justo cuando se volvía hacia la puerta, algo se movió en las sombras. Su cuerpo se puso en tensión hacia el nuevo sonido preparándose para una nueva acometida. Mas nada de esto ocurrió. Alineando párpados con ingenio buscaba en vano al causante del ruido. Buscaba una sombra furtiva, un ángulo imposible. Pero nada sucedía y, sintiéndose un poco ridículo, se dijo que mejor no enloquecer a la primera de cambio. Terminó por atribuir a su estado emocional todo aquel embuste y siguió con la comprobación. No obstante, andaba con pasos inseguros por lo que pudiera

encontrar, respirando latidos de forma entrecortada. Sin pre-
vio aviso algo le trabó las piernas haciéndole caer. Besó las
baldosas al tiempo que no retiraba la mirada de las tinieblas
que había escrutado. Y allí le encontró.

(Fragmento del capítulo 3 de una novela que ojalá algún día pueda compartir contigo).

¡Nos vemos en el siguiente camino!

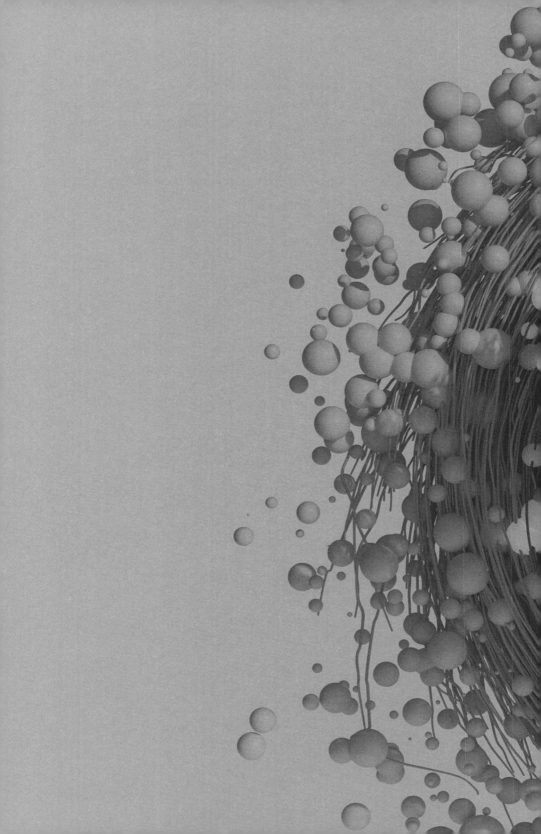

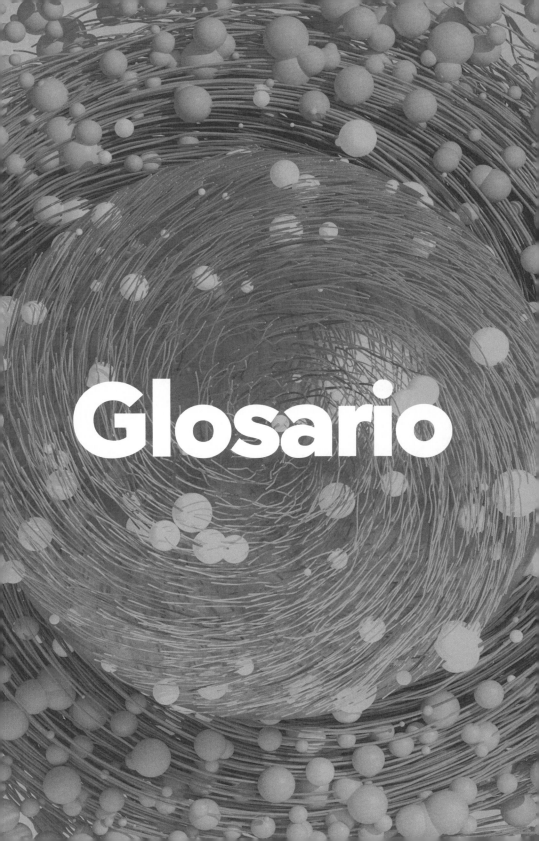

Glosario

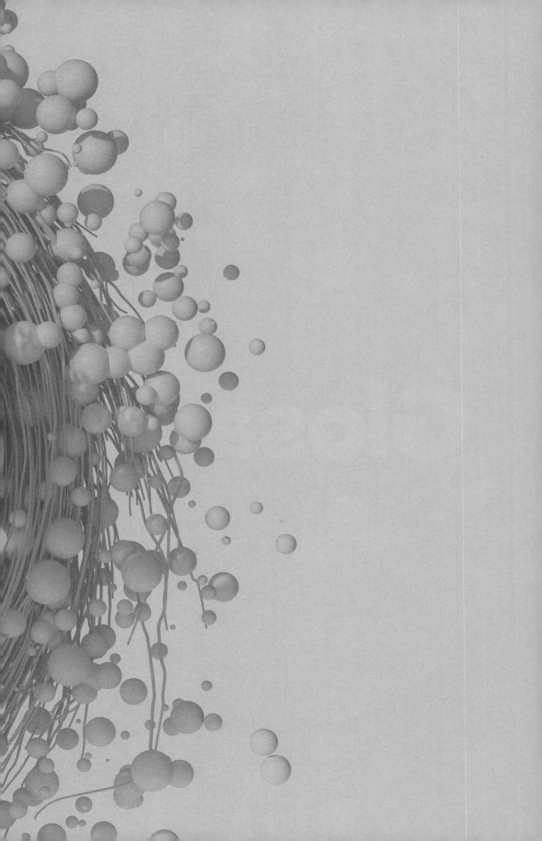

- *Ad integrum*: Totalmente.
- Agonistas: sustancias con la capacidad de imitar la actividad de otra.
- Anabolizantes: hormonas esteroideas que promueven el desarrollo muscular y el crecimiento de los tejidos.
- Anergia: ausencia de reactividad.
- Antagonistas: sustancias que realizan la actividad contraria a otra.
- Anticuerpo: proteína en forma de Y que se acopla a elementos dañinos para nuestro organismo, ya sea para señalizarlos o para eliminarlos directamente.
- Antígeno: fragmento de un microorganismo, virus o tóxico al que se unirán los anticuerpos.
- Autoinmune: proceso fundamental en el cuerpo por el que nuestras propias defensas atacan estructuras sanas del cuerpo.
- Autoinmunidad: intrincado proceso de pérdida de tolerancia a lo propio, apareciendo reacciones de ataque a estructuras sanas de nuestro cuerpo por parte del sistema inmune.
- Bacilo Calmete Guerin: nombre que se le da a una cepa atenuada del *Mycobacterium bovis*, usado clásicamente (y todavía en algunos países con alta prevalencia de tuberculosis) para vacunar contra esta. También es capaz de indu-

cir una respuesta inflamatoria local cuando se instala en la vejiga humana, con el propósito de erradicar un cáncer de vejiga localizado de manera superficial.

- Basófilos: glóbulos blancos cargados de histamina, relacionados con reacciones alérgicas o de inflamación grave.
- Células dendríticas: células del sistema inmune encargadas de captar antígenos y presentarlos a otros glóbulos blancos para hacer efectiva la respuesta inmune.
- CMH-I: el complejo mayor de histocompatibilidad de clase I es una estructura proteica presente en todas las células del organismo, mediante el cual se pondrán en contacto con células inmunológicas, para ser reconocidas como propias.
- CMH-II: el complejo mayor de histocompatibilidad de clases II solo lo van a tener las células presentadoras de antígenos, usado para mostrar moléculas de tóxicos y patógenos a los linfocitos T.
- Colecistoquinina: hormona secretada por el intestino delgado y el cerebro, empleada en la regulación del apetito a través de su estímulo para la contracción de la vesícula biliar y la producción de enzimas pancreáticas.
- Cronotipo: diferentes patrones de vigilia-sueño.
- Defensinas: son proteínas ubicadas en las superficies corporales con capacidad para defendernos de infecciones.
- Degranulación: proceso por el cual un linfocito suelta sus gránulos o *bombas químicas* al exterior.
- *Double-hit insult*: teoría mediante la cual un primer estímulo generaría linfocitos autorreactivos que en una segunda estimulación dañarían estructuras sanas de nuestro organismo.
- Endógenas: producción o aparición desde dentro del organismo.
- Eosinófilos: granulocito encargado de reaccionar contra parásitos y en reacciones alérgicas.

- Factor de crecimiento transformante beta: proteína del foco inflamatorio encargada de suprimir la respuesta inmune y favorecer la reparación de tejidos.
- Factor de necrosis tumoral alfa: proteína producida por células presentadoras de antígeno, por linfocitos T e incluso por células cargadas de grasa para promover la inflamación.
- Fagocitar: acción de envolver una célula a otra célula o microorganismo hasta poder tenerlo completamente envuelto o *comido*.
- Fragmentación del sueño: sueño que implica tener despertares intermitentes.
- Glóbulos blancos: nombre común que se les da a nuestras defensas, los leucocitos, que reciben su nombre por formar una capa de color blanco cuando se centrifuga la sangre para analizarla.
- GLP-1: proteína producida en el intestino delgado como respuesta a altos niveles de glucosa. El GLP-1 estimulará la producción de insulina por parte del páncreas para disminuir los niveles de glucosa circulantes. Reduce la sensación de hambre estimulando la saciedad precoz.
- Gránulos: sustancias almacenadas dentro de las células de defensa que pueden ser liberadas para destruir microorganismos.
- Hemograma: determinación analítica que comprende las células que forman parte de la sangre (glóbulos rojos, glóbulos blancos y plaquetas).
- Histamina: sustancia producida para promover la inflamación.
- Histocompatibilidad: similitud entre tejidos.
- Histonas: proteínas que ayudan a empaquetar el ADN dentro de los núcleos de las células.
- Inmunización pasiva: administración de anticuerpos o difusión de estos de su sujeto a otro (como en el caso del paso a través de la placenta).

- Inmunodeficiencia: condición en la cual el sistema inmunológico está deficitario, ya sea en cantidad o en calidad de sus células o anticuerpos.
- Inmunoglobulinas: anticuerpos.
- Inmunoglobulina A: el anticuerpo que predomina en las mucosas o en sus secreciones. Se une a microorganismos patógenos, destruyéndolos.
- Inmunoglobulina D: anticuerpo situado en las membranas de los linfocitos B para detectar antígenos. Su función al completo todavía se desconoce.
- Inmunoglobulina E: anticuerpo relacionado con la alergia.
- Inmunoglobulina G: anticuerpo de memoria.
- Inmunoglobulina M: anticuerpo de respuesta rápida, fase aguda.
- Inmunomodulación: controlar la respuesta del sistema inmune para evitar respuestas exageradas o deletéreas para nuestro organismo.
- Inmunorreactividad: actividad aumentada del sistema inmunológico.
- Inmunosenescencia: proceso de pérdida de función del sistema inmune con la edad avanzada.
- Inmunosupresión: limitar o disminuir la función de nuestro sistema inmune.
- Inmunosupresión relativa: lapso temporal en el que el sistema inmune está debilitado.
- Inmunoterapia: uso de las células inmunológicas y sus anticuerpos, ya sean naturales o modificadas en un laboratorio, para realizar una función defensiva frente a tumores en desarrollo o expansión.
- Inmunotolerancia: fenómeno mediante el cual se generan reacciones de tolerancia inmunológica.
- Inmunovigilancia: proceso mediante el cual el sistema inmunológico realiza su función de control sobre el resto de las células y agentes infecciosos circulantes.

- Inóculo: introducción de microorganismos.
- Interleuquina 10: proteína del foco inflamatorio con función antiinflamatoria y reguladora de la respuesta inmune.
- Latencia del sueño: tiempo necesario para empezar a dormir.
- Leptina: hormona producida por las células grasas del cuerpo para regular el apetito y el peso corporal.
- Leucocitos: las células de defensa de nuestro organismo.
- Linfocito B: linfocito con capacidad para presentar antígenos, generar memoria inmune y desarrollarse en una célula plasmática productora de anticuerpos.
- Linfocito T helper: linfocito coordinador por excelencia de la respuesta inflamatoria, capaz de hacerla virar hacia la inflamación o su control.
- Linfocito T regulador: célula inmunológica controladora de la respuesta inmune.
- Linfoma: cáncer en el que se multiplican de forma descontrolada las células del sistema inmune.
- Linfopenia: disminución del número total de linfocitos.
- Lisozima A: proteína que forma parte de la saliva con capacidad para destruir microorganismos patógenos que aparecen en la cavidad oral.
- Macrófago: célula presentadora de antígeno por excelencia por su gran capacidad para fagocitar (comer) moléculas extrañas y presentarlas a los linfocitos T y B.
- Marcadores inflamatorios: proteínas con capacidad para marcar el estado inflamatorio de un organismo.
- Mastocitos: célula de defensa cargada de gránulos, promotora de respuestas alérgicas y anafilactoides.
- Matriz extracelular: grupo de proteínas situadas entre células y tejidos para darles soporte.
- Memoria inmunológica: proceso mediante el cual el sistema inmune adquiere un aprendizaje para poder reaccionar contra la misma amenaza en futuras exposiciones.

- Metilación ADN: adición de grupos metilos (–CH3) para modificar el ADN. Una de las principales formas de introducir cambios y mutaciones.
- Método Lean: método de gestión originario de Japón que busca mejorar la eficiencia optimizando procesos y objetivos.
- Monocito: magrófago inmaduro que circula por sangre periférica.
- *Natural killer*: «Asesina natural», nombre que se le da a un linfocito con capacidad para realizar todo tipo de reacciones inmunológicas. Presentación de antígeno, fagocitosis y digestión de microorganismos, eliminación de células tumorales o control de infecciones.
- Necrosis: desvitalización de tejidos y muerte de varios grupos celulares, dándoles un aspecto negro característico.
- Neoplásica: tumoral, cancerosa.
- Neutrófilos: glóbulo blanco predominante en nuestro organismo. Cumple múltiples funciones, como destruir patógenos, fagocitarlos o hacer grandes redes a modo de trampa para atrapar microorganismos en una batalla química sin precedentes.
- Oligoelementos: micronutrientes esenciales para el correcto funcionamiento del organismo. Algunos de ellos son el hierro, zinc, selenio, yodo, cobre y manganeso.
- Paraneoplásico: secundario a la presencia de una neoplasia (proceso canceroso).
- Parto prematuro: aquel acontecido antes de las 34 semanas de embarazo.
- Patógenos: microorganismos con capacidad para invadirnos y generar daños.
- Plasticidad neuronal: mecanismo mediante el cual las neuronas son capaces de crecer, adaptarse y comunicarse entre sí.
- Periodontitis: inflamación de las encías.

- Polimorfonucleares: células pertenecientes a la inmunidad innata, que tienen distintas formas en sus núcleos y son capaces de defendernos de microorganismos.
- Preeclampsia: enfermedad hipertensiva del embarazo en la que se produce daño en los vasos sanguíneos de la placenta. Ello genera resistencias al flujo de sangre por el interior de la placenta, hipertensión grave en la madre y, por ende, pone en riesgo la vida del feto y la de la madre.
- Presentación de antígeno: proceso en el que, generalmente, el sistema inmune innato (aunque también pueden hacerlo los linfocitos) presenta moléculas sospechosas al sistema inmune adaptativo para reconocer patógenos y ejercer una respuesta de memoria y ejecución.
- Prolactina: hormona secretada por la hipófisis cuya principal función es la de estimular la producción de leche por parte de la glándula mamaria.
- Rabdomiólisis: destrucción masiva de células musculares.
- Reactantes de fase aguda: proteínas secretadas en los procesos de inflamación aguda.
- Sangre periférica: sangre circulante por los vasos sanguíneos.
- Sarcoidosis: enfermedad sistémica inflamatoria en la que se forman granulomas en los focos de inflamación que se produzcan, como afectación pulmonar y articular.
- Semiología clínica: rama de la medicina encargada de estudiar los signos y síntomas que presenta un paciente.
- Senescentes: células en su fase final de vida.
- Senos paranasales: estructuras huecas óseas situadas justo a continuación de la cavidad nasal. Humedecen y calientan el aire respirado antes de que pase a los pulmones.
- Sjögren: enfermedad autoinmune de la familia de las conectivopatías, en la que se produce daño a nivel glandular (sobre todo, en el lacrimal y la boca). Se puede producir igualmente daño articular, pulmonar y renal.

- Simbiosis: relación entre dos organismos que obtienen un beneficio mutuo.
- Sinoviocitos: células integrantes y formadoras de la articulación.
- Sistema monocito-macrófago: sistema coordinado de células de defensa con capacidad para fagocitar (comer) bacterias o fragmentos de ellas y presentar parte de lo deglutido a otros linfocitos que continuarán con una respuesta inmunológica más específica. El monocito es el leucocito más grande. Circula por sangre periférica y, cuando traspasa un tejido para residir en él un tiempo, se transforma en macrófago.
- *Staphylococcus Aureus spp*: bacteria coco (pequeña, redondeada) muy común en la piel y estructuras colindantes. Es una bacteria con alto nivel de patogenicidad.
- Tasa metabólica basal: cantidad mínima de energía que necesita un cuerpo en reposo absoluto.
- Termogénesis inducida por ejercicio: calor corporal inducido por el ejercicio físico.
- Termogénesis inducida por la dieta: calor corporal inducido por la digestión de los alimentos.
- Transplacentario: a través de la placenta, se refiere a que ciertas sustancias pueden difundirse desde la sangre materna hacia el feto por la circulación placentaria.
- Vigilia: acción aparecida tras el despertar en el cual el sueño desaparece y el organismo vuelve a conectar con la realidad.
- Viroma: secuenciación de todo el ADN de los virus que pueden estar dentro de nuestro organismo.

Agradecimientos

Te agradezco a ti, lector, la confianza depositada y tu compromiso con la salud. Es estimulante tenerte al otro lado, deseando empaparte de conocimiento.

Este camino hubiera sido imposible sin Laia, Marc y Clara. Las tres personas más importantes de mi vida, a las que he robado demasiado tiempo delante de páginas en blanco. Escribo esto con alguna congestión en el lacrimal viendo el único pósit que hay en toda la pared que tengo delante: «*Papa quan acabaras escriumalo*» («Papá, cuando vayas a terminar, escríbemelo»). Marc y Clara, gracias por dar sentido a todo. Laia, gracias por inspirarme, hacerme mejor persona, compartir conmigo tus impecables valores y dejarme explorar tu infinita inteligencia.

Agradezco a mi madre llenar de libros mi vida. A mi padre, llenarla de amor por escribir.

Agradezco a mi hermana su constante apoyo y reconocimiento.

Al resto de los familiares y amigos, a los que debo ese soporte invisible que te impide desfallecer, ser la roca inquebrantable en el corazón de todo. ¡Qué bien que estéis en mi vida!

A María Real, por sus consejos, dinamismo y humildad. Gracias por dejarme formar parte de tu proyecto laboral y científico, así como por tu apoyo incondicional y desinteresado.

Me gustaría destacar a un amigo y mentor, el profesor Dr. Jaume Alijotas Reig. Su infinita generosidad con quienes le rodeamos es siempre una inspiración, un privilegio poder aprender de sus enseñanzas. Al resto del equipo de investigación en inmunología reproductiva, el Dr. Miró, la Dra. Soares y Ariadna Anunciación, gracias por vuestro entusiasmo y apuesta por la inmunología reproductiva. Gracias por dejarme formar parte de todos vuestros proyectos y aprender de vosotros.

A la Dra. Antonia Flor, mentora, amiga, estímulo infinito para ser mejor médico y persona. Gracias a ti soy el médico que soy, especialista en medicina interna.

Al Dr. Josep M. Soler Insa, ilustre abanderado de la búsqueda de la verdad y el rigor. He pensado muchas veces en ti durante todo el manuscrito, amigo.

A Sergio Sanisidro, por creer ciegamente en cualquier cosa que le propongo. Uno de esos amigos que cuentas con orgullo con los dedos de la mano. Talento e inspiración por igual.

A Irene Pons, que siempre será la persona que confió en mí para este proyecto tan ambicioso, le agradezco su paciencia y sus consejos. A Ana Pérez, a la que estoy doblemente agradecido por alinearse tan rápido con mi deriva de pensamiento mostrando una energía y sensibilidad increíbles. Gracias por editarlo y darme total libertad creativa.

I sobretot, este llibre es per a tu, que estic segur que et faria moltíssima il·lusió, iaia Amparo. («Y sobre todo, este libro es para ti, que estoy seguro que te haría muchísima ilusión, yaya Amparo»).

¿Me acompañas en este viaje?